H.W. LONG

UNA VITA SESSUALE
SANA ED EQUILIBRATA

Alcune cose che tutte le persone sane di mente dovrebbero sapere
sulla natura e sul funzionamento del sesso;
il suo posto nell'economia della vita,
la sua adeguata formazione e
esercizio di rettitudine.

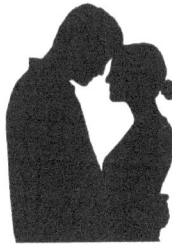

OMNIA VERITAS®

H.W. LONG, M. D.

UNA VITA SESSUALE SANA ED EQUILIBRATA

Sane Sex Life And Sane Sex Living
1919

Tradotto e pubblicato da
OMNIA VERITAS LTD
ØMNIA VERITAS.
www.omnia-veritas.com

L'autore dedica questo volume ai colleghi medici nelle cui mani potrebbe arrivare questo libro e a tutti coloro che lo leggeranno sotto la loro direzione.

NOTA PER IL LETTORE

Per avere un'impressione corretta del libro, è essenziale leggerlo dall'inizio alla fine, senza saltare nulla. Una volta letto, può essere riletto, qua e là, come il lettore desidera. Ma per una prima lettura, l'autore desidera vivamente che venga letta ogni parola, perché in nessun altro modo si può realizzare lo scopo del libro.

INTRODUZIONE

Nel corso dei secoli, di tanto in tanto, dall'insegnante di religione, dallo statista, dall'inventore, dall'assistente sociale, o dal medico, dal chirurgo o dal sessuologo, si è levata una "*vox clamantis in deserto*". Di solito queste voci sono cadute inascoltate; ma ogni volta qualche studioso di libri, qualche studente di uomini, qualche persona ispirata, autoironica o altruista ha raccolto il grido; e alla fine l'umanità impensierita, inascoltata, superficiale e autocompiaciuta si è voltata ad ascoltare.

Aristotele, con un sicuro metodo induttivo, ha imparato e insegnato molto sulle relazioni sessuali tra uomini e donne, che oggi sarebbe utile tenere in considerazione. Balzac, Lutero, Michelet, Spencer e più tardi, alle nostre porte, Krafft-Ebbing, Forel, Bloch, Ellis, Freud, Hall e molti altri hanno aggiunto la loro voce. Tutti costoro hanno visto dove stavamo andando alla deriva e hanno espresso vigorose proteste in base alle loro idee. Molte di queste proteste avrebbero dovuto essere ascoltate, ma non lo sono state e solo ora cominciano a essere ascoltate. I pionieri nel campo della vita sessuale quotidiana corretta, sana, etica, religiosa e sana sono stati Sturgis e Malchow, che hanno parlato seriamente a una professione inascoltata di queste cose, e ora ho l'onore di scrivere una parola introduttiva a un libro in questo campo, che è sano, saggio, pratico, interamente veritiero e indicibilmente necessario.

Posso appoggiare più pienamente gli insegnamenti contenuti nel libro del Dr. Long perché da quasi un quarto di secolo sostengo opinioni simili e fornisco informazioni simili, anche se forse meno esplicite. So per esperienza che l'insegnamento è sano e necessario e che i risultati sono universalmente positivi. Tali insegnamenti migliorano la salute, prolungano la vita e promuovono la virtù, aumentando la felicità e riducendo i fardelli degli uomini, da un lato, e dall'altro, riducendo i loro crimini e vizi. Un libro come questo si sarebbe rivelato prezioso per me al momento del mio ingresso nello stato matrimoniale; ma se l'avessi avuto, non sarei stato costretto ad acquisire la conoscenza che mi permette ora di affermare, con tutta solennità, che conosco personalmente centinaia di coppie la cui vita è naufragata per la mancanza di tale conoscenza, e che conosco più intimamente centinaia di altre a cui l'insegnamento verbale secondo le linee da lui stabilite ha portato felicità, salute e bene.

Il Dr. Long non avanza teorie, né lo faccio io. Ha trovato, studiando se stesso e altre persone, un modo sano e salutare di vivere il sesso, e senza paura lo ha prescritto a una cerchia ristretta per molto tempo. Mi congratulo con lui per la sua perspicacia, temerarietà e saggezza. Non offre scuse, e non ce n'è occasione. Dice: "Tutto è stato scritto con amore, da un amante, per il bene degli amanti che devono ancora nascere, nella speranza di aiutarli ad andare verso una consumazione divina". Cioè, ha sviluppato queste idee in patria e poi le ha diffuse all'estero, oppure, le ha trovate all'estero e le ha portate a casa; e hanno funzionato.

Parlo anche un po' *ex experientia* e ho una conoscenza personale intima di molte di queste cose. Pertanto, sostengo la sua dottrina, tanto più prontamente, e sostengo che l'umanità ha bisogno di queste idee oggi come quando M.

Jules Lemaitre scrisse la sua tardiva introduzione a *L'Amour* di Michelet. Egli disse: "*Il ne parait pas, apres quarante ans passes, que les choses aillent mieux, ni que le livre de Michelet ait rien perdu de son a-propos*". Sono passati altri vent'anni e le cose non sono ancora migliorate. I discorsi sul sesso di Frank, come l'insegnamento del Dr. Long, sono oggi tanto attuali quanto lo era il libro di Michelet quando fu scritto, o quando, dopo quarant'anni, M. Lemaitre scrisse la sua introduzione.

L'idealismo è giusto e lo approviamo tutti, tanto che molti di noi non riescono a vedere che l'ultra-idealismo, l'estremismo nel giusto (è sciocco cercare di ottenere qualcosa di meglio del meglio) può essere sbagliato. Indubbiamente, anche l'intera devozione al materiale e al fisico è sbagliata; ma non dobbiamo mai perdere di vista il fatto evidente che, se non abbiamo una base fisica o materiale adeguata, stabile, naturale e ben regolata, non possiamo raggiungere tutti gli ideali. Le corrette regolazioni fisiche consentono la realizzazione di ideali realizzabili. Gli ideali irrealizzabili sono chimere perseguite nel futuro, mentre un mondo che dovrebbe essere umano e felice attende nel vizio e nella miseria. Mi sembra che il dottor Long ritenga che la riduzione di questo vizio e di questa miseria, l'aumento della felicità umana e il miglioramento della salute siano opere adatte per accompagnare la fede nell'arbitro dei nostri destini.

Se sviluppa così la sua idea di integrità dell'universo, sono pienamente d'accordo con lui. Il suo libro, poiché delinea i numerosi dettagli di una vita sessuale normale, può essere venduto, grazie al nostro pubblico prudente, solo agli addetti ai lavori. Credo che dovrebbe essere venduto al grande pubblico come è stato fatto in precedenza alla sua piccola comunità.

Nonostante gli ideali imperfetti, l'Oriente ha resistito, mentre noi occidentali stiamo rapidamente decadendo. Imparando dagli indù qualcosa dell'arte dell'amore e della vita naturale delle persone sposate, possiamo perpetuare la nostra civiltà. Loro, adottando il meglio del nostro trascendentalismo, possono raggiungere uno sviluppo più elevato di quello che noi abbiamo ancora raggiunto.

È giunto il momento che un libro come questo attiri l'attenzione dei medici, poiché ora un pubblico risvegliato esige da loro, in quanto conservatori della vita e direttori della vita fisiologica, indicazioni esplicite su tutto ciò che riguarda la professione del medico, senza tralasciare i dettagli intimi, intricati, a lungo tabù e disdegnati della vita sessuale e della procreazione.

W.F. ROBIE, M.D.

CONTENUTI

INTRODUZIONE

Di W.F. Robie, autore di "L'arte di amare".

Necessità di fatti sul sesso e sull'amore-Attuale ignoranza delle relazioni sessuali-Informazioni sul sesso migliorano la salute, allungano la vita, promuovono la virtù, aumentano la felicità-Necessità di discorsi franchi-Questo libro descrive i dettagli della normale vita sessuale, descrive l'arte dell'amore, dà istruzioni esplicite riguardanti l'intimità della vita sessuale.

PREMESSA

Risponde ai problemi della vita sessuale nei delicati rapporti del matrimonio - La maggior parte delle persone è troppo timida per rivelare le ragioni delle proprie difficoltà sessuali - La conoscenza in un libro è meno imbarazzante da ottenere - Mai prima d'ora le persone hanno potuto trovare i fatti che desideravano sapere - Questo libro è stato preparato appositamente per aiutare i mariti e le mogli a vivere una vita sessuale sana - Fornisce loro i fatti che tutte le persone sposate dovrebbero conoscere - Spiega come usare queste informazioni per rendere il matrimonio un successo - Particolarmente prezioso per gli sposi novelli se letto durante la luna di miele - Quelli che ora sono sposati e che non vanno d'accordo troveranno in questo libro un sollievo dalle sofferenze e dai dolori.

INTRODUZIONE ESPLICATIVA

Insegnamenti sbagliati sul sesso - I bambini sono cresciuti nell'ignoranza sulle questioni sessuali - I genitori, le scuole, le chiese non danno informazioni - Ma i bambini lo scopriranno anche se si rivolgono a fonti sbagliate - Qualcuno deve dire la verità - Questo libro lo fa.

L'ARGOMENTO E LE INFORMAZIONI

Fino a poco tempo fa era un crimine fornire conoscenze sulle relazioni sessuali - la conoscenza del sesso è stata negata per egoismo o pruderie - questo è sbagliato perché il sesso è della massima importanza per gli esseri umani - le malattie, i crimini, le disgrazie sono il risultato quando le persone sono costrette a ignorare le conoscenze di cui hanno bisogno - condannate a soffrire torture quando potrebbero godere di piaceri - il sesso è pulito e naturale - finalmente la conoscenza del sesso può essere data liberamente - i consigli di questo libro sono stati acquisiti da esperienze personali e professionali.

L'ATTEGGIAMENTO MENTALE CORRETTO

Informazioni precise che aiuteranno i mariti e le mogli a trovare una felicità perpetua e crescente per tutta la vita-Dovere degli sposi di conoscere i bisogni sessuali dell'altro-Nessun uomo o donna dovrebbe vergognarsi del proprio assetto sessuale-Dovrebbero essere orgogliosi delle proprie funzioni sessuali e della propria virilità-Leggere il libro senza vergognarsi o scandalizzarsi-Acquisire la verità onesta su questi argomenti è essenziale per la vita.

GLI ORGANI SESSUALI

Gli organi sessuali maschili sono il pene e i testicoli - Dimensioni e forma del pene a riposo e durante l'eccitazione sessuale - Posizione dei testicoli - Perché un testicolo è più grande - Regioni pubiche nell'uomo e nella donna. Gli organi sessuali femminili sono la vulva, il passaggio vaginale, l'utero e le ovaie - Lunghezza del passaggio vaginale rispetto al pene disteso - Dimensioni e formazione dell'utero - Posizione delle ovaie.

FUNZIONE DEGLI ORGANI SESSUALI

Scopo primario del sesso nella razza umana - La vita è il risultato dell'unione di due forze - La nascita è la stessa negli esseri umani come nelle altre forme di vita - Processo di concepimento nella donna - Come l'ovulo femminile viene fecondato dall'uomo - Quando inizia e finisce la pubertà nella donna.

Mestruazioni, cause e significato - Quando l'ovulo può essere impregnato - Origine dello sperma nell'uomo - Scopo della ghiandola prostatica - Cos'è lo sperma - Per la nascita di una nuova vita è necessaria l'unione degli organi sessuali maschili e femminili - Il pene nell'uomo e il clitoride nella donna sono punti focali "eccitanti" - Culmine del coito.

L'uso degli organi sessuali per produrre la prole è uguale nell'uomo come negli animali - Un modo in cui gli esseri umani differiscono dagli animali nelle relazioni sessuali - Il coito è possibile negli animali solo nella stagione dell'accoppiamento - Negli esseri umani il coito può essere praticato in qualsiasi momento - Cosa significa questa differenza per la felicità - La base del vero successo nel matrimonio - Le persone sposate possono raggiungere le condizioni più alte del matrimonio quando sanno e praticano ciò che è giusto nel sesso - Nessun "diritto" conferito nelle relazioni sessuali attraverso la cerimonia del matrimonio.

Diversi punti di vista sui rapporti sessuali ai fini della felicità-Padlock per impedire l'esercizio delle funzioni sessuali-Effetto delle falsità sui rapporti sessuali-Spose innocenti e mariti buonisti-Divergenze di opinione da parte di sposi e spose portano a terribili torti durante la prima notte di nozze-Insegnamenti falsi spesso portano allo "stupro della prima notte di nozze"-Come la conoscenza definitiva previene questo shock per la sposa e rende perfetta la beatitudine-Il secondo tipo di coito riservato solo agli esseri umani può portare il massimo benessere fisico, mentale e spirituale.

L'ATTO DEL COITO

Il coito è composto da quattro parti o atti: è il luogo in cui iniziano i novantanove centesimi di tutti i problemi coniugali; di solito è colpa del marito per ignoranza o negligenza.

Prima parte dell'atto del coito-Differenza tra uomini e donne nel tempo necessario per la preparazione sessuale-Di solito le donne sono più lente-Flusso prostatico e secrezione precoitale-Il coito è dannoso quando uno dei due partner non è completamente pronto per l'unione sessuale-Perché il tempo è la caratteristica più importante-Informazioni speciali per i novelli sposi-La paura della donna di "qualcosa di nuovo" e della gravidanza-Il marito non deve insistere sui "diritti" [pg] -I mali che seguono questo atteggiamento sbagliato-Il vero matrimonio basato sull'amore reciproco-La chiave della felicità coniugale-L'amore coniugale è la chiave della felicità coniugale. Il marito non dovrebbe insistere sui "diritti" [pag. 10] - I mali che seguono questo atteggiamento sbagliato - Il vero matrimonio basato sull'amore reciproco - La chiave della felicità coniugale - L'amore coniugale ha bisogno di cure continue da parte del marito e della moglie - Istruzioni per eseguire la prima parte dell'atto del coito.

Seconda parte dell'atto del coito-Molte posizioni possibili-La posizione migliore-Istruzioni per eseguire la seconda parte dell'atto del coito.

Terza parte del coito: un errore comune a molte mogli, soprattutto alle giovani spose - Necessità di una completa libertà da parte della donna - Durata del tempo richiesto - Abilità e intensità necessarie a marito e moglie - Istruzioni per eseguire la terza parte del coito.

Quarta e ultima parte dell'atto del coito: se fatto correttamente, la più grande di tutte le esperienze umane; cosa succede all'uomo; cosa succede alla donna; nessun legame con la possibilità di gravidanza; progettato dalla natura soprattutto per la soddisfazione e il piacere della donna; istruzioni speciali per marito e moglie; rassegna di tutte le quattro parti dell'atto del coito.

LA PRIMA UNIONE

Condizioni speciali che devono essere prese in considerazione quando la sposa deve avere il primo congresso sessuale - Lo stato d'animo di lei - Necessità di una migliore conoscenza - Cosa devono sapere sia la sposa che lo sposo sugli organi sessuali della donna: dove si trovano, le parti, come sono costruiti, la sensibilità - Come la forma e le dimensioni della bocca indicano la forma e le dimensioni degli organi sessuali della donna.

L'imene o "testa di fanciulla" - Significato della sua presenza o assenza - Come può essere rimosso senza pericolo o dolore - La prima unione dovrebbe essere realizzata con il desiderio e lo sforzo reciproco - Possibilità di concepimento nel coito - Desiderio di figli.

Il diritto di avere figli quando si vuole: una questione di scelta - Differenza tra infanticidio, aborto e prevenzione della gravidanza - Come marito e moglie possono capire quando non c'è pericolo di gravidanza - Regola del coito che non dovrebbe mai essere violata - Quali informazioni sulla gravidanza si possono ricavare dal periodo mestruale - La maggior parte delle donne ha due settimane di "tempo libero" al mese - La libertà dalla paura è un risultato che si aggiunge alla felicità del matrimonio.

L'ARTE DELL'AMORE

Deve essere appreso e padroneggiato perché i partner nel matrimonio spesso non sono compatibili fisicamente o psichicamente - Casi ordinari di disadattamento fisico - La differenza di dimensioni degli organi sessuali può produrre risultati spiacevoli - Come scoprire il disadattamento fisico - Come correggerlo - Istruzioni per superare il disadattamento fisico.

Disadattamento psichico - Le differenze tra uomo e donna sono causa di grande insoddisfazione se non vengono conosciute e corrette - Istruzioni per correggere il disadattamento psichico se il marito è in difetto; se la moglie è in difetto - Prolungare il tempo della prima parte del coito - Indurre il flusso pre-coitale nella donna - È essenziale che la prima parte del coito sia continuata fino a quando la donna non è pronta per la seconda parte - È necessario che il marito conosca i modi per prolungare il tempo della terza parte del coito - "Tenere il cappello" - Cosa può fare la moglie per correggere il disadattamento fisico e psichico.

La stimolazione sessuale è giusta e salutare-Istruzioni se i normali rapporti sessuali sono impossibili-Informazioni speciali sulla stimolazione sessuale per spose e sposi-Una preziosa aggiunta alla conoscenza del sesso.

COITUS RESERVATUS

Un abbraccio d'amore mentale e spirituale - La soddisfazione del corteggiamento - Soprattutto nel periodo in cui la donna non è "libera" - Il valore della stimolazione sessuale se non portata all'eccesso.

Frequenza del coito - Uomini che si consumano - Donne che consumano i loro mariti - Disparità di temperamento sessuale e di desiderio - Come correggerla - Donne anestetiche al desiderio sessuale e come superarla - Impotenza negli uomini.

Fino a che punto il coito può essere praticato in tarda età con beneficio per la salute - Pericolo dell'interruzione del funzionamento del sesso - Organi sessuali in grado di funzionare fino a tarda età - Desideri sessuali nelle donne dopo il "cambiamento di vita" - Prova che l'arte dell'amore deve essere appresa e che può portare felicità per tutta la vita.

PULIZIA

Necessità di mantenere il corpo pulito, reazione sessuale-Parti del corpo che la donna deve tenere particolarmente pulite-Parti del corpo che l'uomo deve tenere particolarmente pulite-Effetto degli odori della bocca e delle ascelle.

GRAVIDANZA

La casa completa con i figli è il traguardo supremo della vita: avere figli deve essere una scelta deliberata dei genitori - Il momento giusto per avere figli - Il pericolo di aspettare troppo a lungo per avere figli - Quando dovrebbe nascere il primo figlio - A quale età dei genitori dovrebbero nascere i figli.

Il coito è saggio durante la gravidanza - Come l'Arte dell'Amore prevede questo periodo - Le passioni delle donne durante il periodo della gravidanza -

È criminale per il marito costringere la moglie al coito, a meno che non sia lei a volerlo.

CONCLUSIONE

Libro scritto con lo scopo di aiutare l'amante a raggiungere la consumazione divina - Due istruzioni finali - Diventare maestro dell'Arte dell'Amore - Imparare la scienza della Procreazione.

Sulle persone sposate che non possono avere figli - Guida alla felicità - Fatti fondamentali del vero matrimonio.

PREMESSA

Ai membri della professione medica nelle cui mani questo libro può arrivare:

Le pagine che seguono hanno più la natura di un manoscritto o di un discorso a cuore aperto tra persone che hanno fiducia reciproca, che di un trattato tecnico o strettamente scientifico sull'argomento in questione; e non posso fare di meglio, per tutte le parti interessate, che spiegare, proprio qui all'inizio, come si è arrivati a questo e perché ho concluso di lasciare la copia praticamente come è stata scritta in origine.

Come quasi tutti i membri della nostra professione impegnati nella pratica generale della medicina, ho avuto un certo numero di uomini e donne sposati, mariti e mogli, pazienti e non, che si sono rivolti a me per avere consigli e suggerimenti su questioni che riguardano la loro vita sessuale, come questo problema si è presentato a loro personalmente. Come tutti sappiamo, molti dei casi più gravi e complicati di cui ci dobbiamo occupare hanno origine in queste delicate relazioni che così spesso esistono tra i coniugi, di tutte le classi e varietà.

Per diversi anni ho fatto quello che potevo per questi miei clienti, attraverso colloqui confidenziali e simili, e la mia esperienza in questo senso è stata probabilmente pari a quella dei miei colleghi medici impegnati nello stesso tipo di lavoro. È inutile dire che ho trovato, come senza dubbio avete trovato voi nelle stesse condizioni, molti ostacoli che impediscono di ottenere risultati soddisfacenti con questo metodo di procedura. I miei pazienti erano spesso così reticenti, o timidi e vergognosi, che spesso era difficile arrivare ai fatti reali dei loro casi e, come tutti sappiamo, molti di loro, per queste e altre ragioni, nascondevano più di quanto rivelassero, tenendo così fuori dall'evidenza gli elementi più vitali e significativi dei loro casi individuali. Tutte queste cose, ovviamente, tendevano a peggiorare la situazione, o non portavano a nulla di veramente utile.

Dopo alcuni anni di esperienze di questo tipo e dopo aver meditato a lungo sulla situazione, giunsi alla conclusione che una percentuale molto elevata di tutti i problemi che io e i miei clienti dovevamo affrontare era quasi interamente il risultato dell'ignoranza di coloro che venivano a consultarmi; e poiché la conoscenza è sempre l'antidoto per la non conoscenza, giunsi alla conclusione che, se fosse stato possibile "rendere saggia" questa gente dove ora era così disinformata, avrei potuto salvare subito loro da molti danni e me stesso da molti problemi e fastidi.

Inoltre, mi sono ricordato di aver sentito una volta un uomo saggio dire che spesso "ciò che non può essere detto può essere cantato"; e mi sono reso conto che è altrettanto vero che molte cose che sarebbero imbarazzanti o imbarazzanti se dette a una persona, faccia a faccia, possono essere impunemente trasmesse per iscritto. Questo è particolarmente vero per le mie pazienti donne, alcune delle quali potrebbero sospettare un intento sbagliato dalle cose dette in una conversazione privata, mentre non avrebbero questi timori o dubbi se leggessero le stesse parole da una pagina stampata. Sono state queste considerazioni che mi hanno suggerito di scrivere le pagine seguenti.

Altri motivi che mi hanno spinto a fare ciò che ho fatto sono i seguenti: Se ci si ferma a riflettere, si capisce subito che la stesura delle nozioni che mi proponevo di impartire era per me una questione di necessità, per il *risparmio di tempo che* ne sarebbe derivato. Per ottenere risultati degni di nota in queste materie, avrei dovuto raccontare un numero sempre maggiore di cose di cui i pazienti erano totalmente all'oscuro; e raccontare un numero sempre maggiore di cose, per bocca di ogni singolo paziente, *richiede molto tempo,* se il lavoro è ben fatto, e sarebbe meglio non farlo affatto se non è ben fatto. Così sono stato costretto a scrivere ciò che volevo insegnare a questi miei pazienti.

E permettetemi di dire che sono stato costretto a scrivere queste cose per il mio popolo, così come le ho scritte, perché, in tutta la letteratura su questo argomento vitale, non conoscevo nulla che dicesse loro proprio quello che mi sembrava dovessero sapere e che dovevano sapere.

Fu così che scrissi il manoscritto che viene stampato nelle pagine seguenti. All'inizio non l'ho scritto così com'è ora, perché l'esperienza mi ha mostrato, di volta in volta, dove i miei primi sforzi potevano essere modificati e migliorati. Quindi quello che viene presentato è il risultato di molte dimostrazioni pratiche del reale valore operativo di ciò che il manoscritto contiene.

Il mio metodo di utilizzo della copia è stato il seguente: Come ho già suggerito, ciò che ho scritto è stato preparato con l'unico ed esplicito scopo di aiutare i mariti e le mogli a vivere una vita sessuale sana e salutare: dare loro le conoscenze necessarie per farlo; la conoscenza di se stessi e dell'altro come esseri sessuali; le idee corrette riguardo a questo giusto modo di vivere; disintossicare le loro menti da insegnamenti sessuali sbagliati, o da nessun insegnamento, dall'ignoranza, dalla pruderie, dalla negligenza o dalla lussuria; in una parola, far conoscere loro le cose che tutte le persone sposate sane di mente dovrebbero sapere, e aiutarle a metterle in pratica, al meglio delle loro capacità.

(Forse dovrei dire che non c'è una riga di ciò che ho scritto che tratti il tema delle malattie veneree, nessuna di esse. Questo campo è già così ben coperto da una letteratura appositamente dedicata a questo argomento che non c'è bisogno di una mia parola per renderlo il più soddisfacente possibile, per quanto le scoperte in merito siano progredite. Il mio tentativo è quello di rendere il matrimonio un successo più di quanto non lo sia ora, nelle condizioni attuali; e sappiamo tutti che c'è un campo illimitato per l'esplorazione e lo sfruttamento proprio lì).

Parlando in generale, ho scoperto che ciò che ho scritto ha un valore speciale per due classi di clienti: Primo, gli "sposi novelli"; secondo, coloro che sono sposati da più o meno tempo e che "non vanno d'accordo". Una parola o due su ognuna di queste categorie:

È un vecchio e saggio detto che "un grammo di prevenzione vale un chilo di cura", e in nessun'altra esperienza della vita questo è così vero come nei mali a cui sono particolarmente soggette le persone sposate. Molte coppie di sposi hanno distrutto le possibilità di felicità di una vita durante il loro "viaggio di nozze"; ed è una questione di comune conoscenza per i membri della nostra professione che la grande maggioranza delle spose viene praticamente violentata al momento del loro ingresso nella relazione matrimoniale. Inoltre, sappiamo tutti che queste cose sono andate così soprattutto a causa dell'ignoranza delle parti interessate, piuttosto che per la loro deliberata intenzione di fare del male. Sono stati lasciati a viaggiare, da soli e senza guida, su quella che per loro era una strada sconosciuta, piena di insidie e precipizi e dove i pericoli si nascondevano in ogni passo che facevano. Per loro ciò che ho scritto è stato di grande aiuto nel momento del massimo bisogno e i ringraziamenti che ho ricevuto da queste persone vanno oltre la capacità di esprimere le parole.

Per quanto riguarda il momento in cui è meglio mettere queste informazioni nelle mani dei giovani sposi, la mia esperienza varia a seconda della personalità delle parti interessate. In alcuni casi ho messo la copia nelle loro mani qualche tempo prima del matrimonio; in altri, solo dopo; ma, di norma, ho ottenuto i migliori risultati mettendo il manoscritto nelle loro mani proprio al momento del matrimonio, e nella maggior parte di questi casi il maggior successo è derivato dalla lettura insieme durante la luna di miele. Tuttavia, si tratta di una questione sulla quale non mi interessa dare consigli e per la quale ogni professionista deve agire secondo il proprio giudizio.

Ancora una volta: Poiché non è sicuro presumere che i giovani sposi siano già in possesso dei *dettagli delle* conoscenze essenziali che dovrebbero possedere, e poiché tali *dettagli* sono il *cuore dell'*intera questione, ho reso questi dettagli il più semplici ed espliciti possibile, più di quanto possa sembrare necessario al lettore professionista. Ma la mia esperienza ha dimostrato che sono stato saggio in questo senso, poiché proprio questi dettagli hanno salvato la situazione in più di un caso, come hanno spesso testimoniato le parti che mi hanno riferito, dopo aver letto ciò che ho scritto. A volte gli sposi tenevano la copia solo per pochi giorni, dandole una sola lettura; ma, di solito, erano ansiosi di conservarla per qualche tempo e di rileggerla più volte, soprattutto alcune parti, finché non erano ben informati su tutto ciò che conteneva. Ho riscontrato, inoltre, che coloro che avevano ricevuto aiuto dalla lettura del manoscritto erano felici di raccontare ad altri amici i benefici ricevuti, e che quindi il cerchio si allargava costantemente.

Naturalmente, non tutti i giovani sposati sono in grado di leggere questo libro con profitto per se stessi o per gli altri; ma molti lo sono e dovrebbero avere il privilegio di farlo. Il vostro buon senso e la vostra esperienza determineranno chi sono questi ultimi, che potrete favorire come meritano. È per questa ragione che questo libro può essere usato solo a livello professionale e ha bisogno della guida di un medico esperto per garantire che raggiunga solo coloro che possono trarre beneficio dalla sua lettura.

Per quanto riguarda l'altra classe di lettori, quelli che non si sono trovati bene nel rapporto matrimoniale (e sappiamo tutti che il numero di questi ultimi è legittimo), la mia esperienza nel trasmettere loro ciò che ho scritto è stata piuttosto varia; ma, nel complesso, i risultati sono stati buoni, molte volte eccellenti. Naturalmente è più difficile correggere gli errori che prevenirli; ma poiché la maggior parte degli errori che ho dovuto affrontare in questa categoria di pazienti sono stati commessi per ignoranza piuttosto che per altro, ho scoperto che l'instaurazione della conoscenza nei locali ha generalmente portato sollievo dove prima c'erano solo sofferenza e dolore.

Un altro modo in cui ho trovato la copia di grande utilità in questi casi di relazioni coniugali insoddisfacenti è il fatto che, spesso, le parti *che leggono la copia insieme* sono giunte a una comprensione reciproca e hanno stabilito un *modus vivendi* che non sarebbe stato possibile raggiungere in altro modo. Quando queste persone si rivolgono al medico da sole, l'una o l'altra, è molto probabile che si crei un pregiudizio e raramente, se non mai, si riuniscono per consultare un medico in merito ai loro problemi. Ma la *lettura congiunta del libro* crea una condizione di cose che è molto probabile si risolva nell'interesse di tutte le parti coinvolte. È vero che in nessun caso la lettura del libro ha peggiorato le cose, e in molti casi (anzi, in quasi tutti) è stata di incommensurabile valore e beneficio per i lettori.

E poiché queste cose sono così, poiché ciò che ho scritto ha dimostrato la sua validità in così tanti casi, ho infine concluso di dare alla copia un campo più ampio in cui possa essere utilizzata da altri membri della professione oltre a me. Lo affido ai miei colleghi di professione, sicuro che lo useranno tra i loro pazienti con saggezza e discrezione; e la mia speranza è che ciò possa dare a loro e ai loro pazienti i risultati più eccellenti che hanno dato a me e ai miei, su queste linee, negli anni passati.

Forse è il caso di dire che la veste tipografica un po' particolare del libro, la grande percentuale di corsivi e le non poche parole in maiuscolo che compaiono nelle pagine, derivano da una duplicazione della copia che ho usato con i miei pazienti. Ho scritto la copia originale di in questo modo per dare particolare enfasi a punti speciali per i miei lettori, e i risultati ottenuti credo siano in gran parte dovuti alla forma tipograficamente enfatica del libro. L'aspetto tipografico dà una sorta di tocco personale a ciò che viene presentato all'occhio del lettore, e la tendenza è quella di stabilire un rapporto cuore a cuore tra l'autore e il lettore che non potrebbe essere raggiunto in nessun altro modo.

In tutto il testo ho evitato l'uso di parole tecniche, non usando mai un termine senza spiegarne il significato in parole povere nelle parole che lo seguono immediatamente. Ho ritenuto che questa fosse una necessità assoluta per scrivere in modo che il lettore non esperto potesse capire, per dire cose che producessero risultati.

Potrei dire, inoltre, che l'"Introduzione" al vero argomento del libro, ho ritenuto necessario scriverla per portare i miei lettori in un *atteggiamento mentale* adeguato per un ragionevole riconoscimento e comprensione di ciò che segue. Ci sono così tanti insegnamenti sbagliati e idee distorte nelle premesse che queste dovevano essere contrastate o rimosse, almeno in una certa misura, prima che il resto del testo potesse essere letto correttamente. La mia esperienza è che la prefazione, così com'è, è stata il mezzo per mettere i lettori del libro in un atteggiamento mentale corretto per il suo studio e la sua considerazione. Per il bene della causa per cui è stato scritto e per aiutare coloro che hanno bisogno di aiuto nelle questioni più sacre e significative della loro vita, possa il libro andare avanti per la sua strada, se non rallegrandosi in se stesso, ma facendo gioire le vite e i cuori di tutti coloro che leggono le sue pagine.

H.W.L.

I. UN'INTRODUZIONE ESPLICATIVA

Una volta un pio cristiano mi disse: "Trovo difficile conciliare il sesso con la purezza della Provvidenza". Non riusciva a capire perché Dio avesse comunque organizzato il sesso. Perché non sia stato fatto qualcos'altro. Perché i figli non sarebbero potuti arrivare in un altro modo.

Guardate i danni che il sesso ha comportato. La maggior parte delle diavolerie della storia che non sono state fatte per denaro sono state fatte per sesso. E anche le diavolerie che sono state fatte e vengono fatte per denaro avevano e hanno come sfondo il sesso. Togliete il sesso dall'uomo e avrete qualcosa di valido. Dio doveva essere a corto di espedienti quando Dio, nel sesso, concepì il sesso. Sembra proprio che questa volta il Divino sia caduto in basso. Come se l'infinito fosse al capolinea. Come se l'abile creatore per una volta fosse stato colto di sorpresa, o per una volta avesse sbagliato un lavoro.

Così abbiamo avuto il mio pio amico. E il medievalismo. E gli asceti. E il cielo sa cos'altro. Troppo sesso in alcuni posti. Troppo poco sesso in altri posti. Alcune persone che giurano e altre che giurano. La prostituta che dà via ciò che doveva essere tenuto. La vergine che tiene ciò che doveva essere dato via. Una forza che si scontra con una forza. Che si muovono in direzioni opposte quando invece dovrebbero unirsi. In tutto questo, la maternità è stata fraintesa. E la paternità incompresa. Il corpo è stato sminuito all'anima. E l'anima è stata sminuita al corpo. Ogni figlio è uno schiaffo alla virtù.

Avete mai provato a vedere da cosa deriva e a cosa porta questo? Questa filosofia di volgare negazione? Questa filosofia di arrendevolezza sguazzante?

La corrente cristiana è stata inquinata. È diventato sporco nell'era del silenzio. Dovremmo tenere la bocca chiusa. Non dobbiamo dare via il sesso. Alleviamo giovani in una fatale ignoranza. Fanno sempre domande. Ma noi non rispondiamo alle loro domande. La Chiesa non risponde. Né lo Stato. Né le scuole. Nemmeno le madri e i padri. Nessuno di coloro che potrebbero rispondere risponde. Ma non rimangono senza risposta. Ricevono una risposta. E si risponde in modo sbagliato invece che giusto. Si risponde con la bocca sporca invece che con la bocca lavata. Si risponde in modo blasfemo invece che riverente. Si risponde in modo che il corpo sia sospettato invece che fidarsi.

Un ragazzo che non sa nulla chiede a un ragazzo che non sa nulla. Una ragazza che non sa nulla chiede a una ragazza che non sa nulla. Dal nulla non nasce nulla. Gli uomini che sono stati tali ragazzi non sanno nulla. Le donne che sono state ragazze non sanno nulla. Dal nulla non nasce nulla. Hanno preso confidenza con le circostanze sessuali. Sono genitori. Hanno fatto del loro meglio. Ma non hanno mai imparato il sesso. Non hanno mai capito i suoi fondamenti. Non sono mai tornati indietro o andati avanti. Si sono persi in una terra selvaggia. Esistevano senza vivere. Prendevano il sesso come si prende il whisky. Respiravano un'atmosfera di silenzio. Avevano superato gli asceti. Ma non erano diventati uomini e donne. Non rifiutavano il sesso. Ma pur accogliendone i privilegi, sembravano ancora considerarlo come qualcosa di cui non gloriarsi. Chi meno ne parla, più presto si ripara. Madri e padri dicevano ai bambini: "Lo saprai presto". Gli insegnanti dicevano: "Fate le vostre domande a casa". A casa direbbero: "Cosa mai ti ha fatto pensare a queste cose?".

Il bambino va in giro a chiedersi. Cosa c'è nel sesso che tutti hanno paura di parlarne? Cosa c'è di strano nel mio corpo che non oso parlarne? Il mio corpo mi sembra molto bello. Mi piace guardarlo. Mi piace sentirlo. Mi piace sentirne l'odore. Ma ho sempre fretta di vestirmi. Il mio corpo è così misteriosamente prezioso che devo prendermene cura. Ma come posso prendermene cura se non lo conosco?

Trovo che avere un corpo abbia a che fare con l'essere padre e madre. Voglio essere un padre. Voglio essere madre. Ma come posso essere padre o madre se qualcuno che sa non mi dice cosa precede la paternità e la maternità? Dovrei prepararmi. Come posso farlo se tutti i libri sono chiusi? Come posso farlo se ogni volta che esprimo la mia curiosità vengo ignorato? Non c'è nessuno che sia onesto con me?

Se guardo il sesso direttamente dalla mia anima, mi sembra qualcosa in cui Dio non ha fallito, ma è riuscito. Come qualcosa non inquinato, ma purificato. Come qualcosa che ha tutto, invece di essere solo una cosa occasionale, a che fare con la vita. Ma il mondo scuote la testa. Il mondo è cattivo. Ma si dà delle arie. Il mondo ha mangiato. Ma il mondo dice che è meglio morire di fame. La gente dirà che devono essere genitori. Ma dicono che se ne pentiranno. Dicono che il sesso è qui. Dicono che siamo contro i suoi mandati o le sue passioni. Ma cerchiamo di essere il più decenti possibile con l'indecente. Non indugiamo ai suoi margini. Non eccediamo nella dissipazione. Il sesso è come mangiare. Chi mangerebbe se non fosse costretto? Dire che si gode di un pasto è carnale. Dire che si trae un senso di estasi dai desideri paterni e materni è una confessione di depravazione. Il sesso, nel migliore dei casi, è un peccato.

Il sesso al meglio è come una discesa. Che il sesso possa essere un'ascesa. Che il sesso possa essere l'unico mezzo di crescita e di espansione. Non lo si ipotizza mai! Si ipotizza solo la perdizione. Avete paura di pensare al paradiso. Posso essere orgoglioso di ciò che posso astrarre dalla mia anatomia. Non devo parlare del mio corpo con la stessa franchezza della mia anima. Devo ritirare il mio corpo dagli occhi del pubblico. Dalla discussione. Dalle sue dichiarazioni istintive. I nostri corpi devono essere messi in bara. Trattati come morti prima di nascere. Considerati come comodità. Non come entità essenziali. Il corpo è solo per poco. L'anima è per sempre. Ma perché quel poco tempo non è santo come l'eternità? Non lo dicono. Si risolve cavallerescamente il caso del corpo contro se stesso.

Così è. Si potrebbero fare infiniti ritratti vividi di questa situazione anomala. Più si guarda al pasticcio in cui abbiamo messo il sesso, più sembra che sia peggio. *Qualcuno deve pescare.* Qualcuno deve dire la verità. In un mondo di bugiardi chi sono i mariti? In un mondo di mariti che sono bugiardi? *Qualcuno deve dire la verità.* Qualcuno deve dare al sesso ciò che gli spetta. *Non si può dare allo spirito ciò che gli spetta finché non si dà al sesso ciò che gli spetta.* Non si può accettare l'uno e mettere da parte l'altro. Vanno insieme. Sono inseparabili.

Lei si riferisce al corpo e all'anima come se sapesse dove si ferma l'uno e inizia l'altra. Forse nessuno dei due si ferma e nessuno inizia. Forse non sono due cose ma due nomi.

Forse quando si mette un corpo in una tomba si mette anche un'anima. E forse non si mette nessuna delle due. Non è così facile dirlo.

Non riesco a vedere nelle cose che chiamate spirituali qualcosa di più meraviglioso di ciò che chiamate la nascita fisica di un bambino da una madre. Forse voi sapete tutto. Io no. Non ne so nulla. Per me è misterioso. Per me è la dimostrazione suprema dello spirituale.

Che un bambino nasce da un uomo e da una donna. Voglio che sia mantenuto pulito. Inizia in modo pulito. Perché lo corrompiamo? Voi che la denigrate la corrompete. Voi asceti, ovunque. Voi libidinosi, ovunque. La corrompete. Con i vostri eccessi. Voi che non dite mai sì. Voi che non dite mai di no. La corrompete.

Voi genitori. Voi professori. Voi puritani. Questo è rivolto a voi. Che cosa avete da dire al riguardo? Avete chiuso tremante la domanda. Io la aprirei con freddezza. Avete rimproverato Dio con il silenzio. Io loderei Dio con la parola.

II. L'ARGOMENTO E L'INFORMAZIONE

Non ci si scusa per quanto viene detto nelle pagine seguenti, ma una breve spiegazione è praticamente necessaria per chiarire, fin dall'inizio, le ragioni per cui è stato scritto.

Una delle caratteristiche principali della razza umana è che le conoscenze acquisite da una generazione possono essere trasmesse alle generazioni successive e che, in questo modo, il progresso nel miglioramento dei risultati della vita e l'adattamento dei mezzi ai fini possono avanzare in modo costante e affidabile.

Un simile metodo di evoluzione e crescita non è possibile nel regno vegetale o animale, dove l'*istinto* è l'unico mezzo di trasmissione della conoscenza acquisita. È questa caratteristica che differenzia l'uomo da tutti gli altri esseri creati.

Ma c'è un fatto curioso: in un ambito dell'esperienza umana, in tutti i Paesi cristiani civilizzati, è stato considerato sbagliato, addirittura in alcuni casi è stato considerato un reato penale, punibile con multa e carcere, per chiunque registrare o trasmettere ad altri qualsiasi conoscenza acquisita sulle relazioni sessuali nella famiglia umana.

Certo, di tanto in tanto si è conservato un corpus di conoscenze *professionali* di questo tipo, elaborate e preparate dai medici, ma *limitate strettamente a quella classe di persone*. Non è stato fatto alcun tentativo di diffondere tali conoscenze tra coloro che ne hanno più bisogno: la gente comune. Al contrario, è stato fatto ogni sforzo possibile per tenerle lontane. Ciò è totalmente in contrasto con la pratica di tutte le altre forme di conoscenza umana, che consiste nel diffondere il più ampiamente possibile tutti i dati conosciuti che sono stati ottenuti finora.

Non c'è spazio, in questo piccolo volume, per indicare le ragioni di questa anomala condizione di cose, ma la causa principale del suo stato, passato e presente, si fonda su due fonti: La prima è un brutale egoismo che è arrivato ai tempi moderni da un passato selvaggio; la seconda è una sorta di pia pruderie.

Il risultato di queste cause è stato quello di rendere l'intero argomento del sesso nella famiglia umana, con le sue funzioni e la sua missione nelle vicende umane, insieme alla sua corretta formazione, disciplina ed esercizio - rendere tutte queste cose *tabù*, qualcosa di cui vergognarsi e da ignorare il più possibile, e tutta la conoscenza su di esse che una generazione è stata autorizzata a trasmettere a quelle successive, può essere riassunta in queste parole, cioè "*Non devi*".

Va da sé che, nella natura stessa delle cose, *tutto* questo è quanto di più negativo possa esserci . Infatti, tra tutti i fenomeni con cui la razza umana ha a che fare, quello di maggiore importanza, per quanto riguarda il benessere della razza, è quello che ha a che fare con il sesso negli uomini e nelle donne. Una grande percentuale di tutti i disturbi fisici dell'umanità e delle donne deriva da errori nella vita sessuale, e questi sono solo inezie rispetto ai disastri mentali e spirituali che si abbattono sull'umanità dalla stessa fonte. Probabilmente è vero che più della metà di tutti i crimini commessi nel mondo civilizzato sono più o meno direttamente collegati a questioni sessuali, e non esiste una causa di pazzia così comune come le aberrazioni sessuali.

E quasi tutti questi mali, crimini e disgrazie nascono dall'*ignoranza* in materia di sesso in cui sono costretti a vivere i membri della razza. Pochi di loro acquisiscono una conoscenza positiva e definitiva in materia e, se imparano qualcosa di certo, *lo tengono per sé*, spinti da una falsa convinzione circa la legittima trasmissione di tale conoscenza; oppure, per una falsa modestia o pruderie, si trattengono dal dire a chiunque altro ciò che hanno scoperto o trovato essere la verità in queste materie. E così la gente arranca nell'ignoranza di queste questioni vitali della vita, generazione dopo generazione, ripetendo gli errori dei loro predecessori, senza che si compia alcun progresso positivo con il passare degli anni. A causa di questo stato di cose, milioni di esseri umani muoiono ogni generazione, e altri milioni soffrono le torture dei dannati mentre vivono, mentre dovrebbero godere delle delizie degli eletti, e lo farebbero se solo conoscessero i fatti reali del caso e agissero in accordo con la conoscenza che dovrebbero avere.

Ma non mancano i segni dei tempi che indicano un lento cambiamento di queste condizioni. Il fatto è che il mondo intelligente sta cominciando a uscire da una condizione di conformità al detto di qualcuno che si suppone parli con autorità, per entrare in un regno di obbedienza solo a una legge che ha una base scientifica di conoscenza effettiva come fondamento.

Per secoli i rapporti sessuali della famiglia umana sono stati diretti e determinati dal clero e dai *suoi* insegnamenti e pronunciamenti su ciò che era giusto e opportuno. Non c'è bisogno di dire cose dure su questo fatto; tuttavia, è vero che, per la maggior parte, tutti i dicta di questi uomini hanno avuto origine tra coloro che non sapevano nulla delle condizioni *scientifiche* riguardanti l'argomento su cui emettono i loro mandati. Così i ciechi guidano i ciechi, e le fosse degli anni passati sono piene di corpi e anime morte di uomini e donne che, per questa ragione, vi sono caduti.

Non deve essere sempre così! Non è saggio né giusto che le questioni essenziali della vita umana rimangano sempre una pietra d'inciampo e di offesa per i figli degli uomini. Stiamo arrivando a capire che il sesso non è più impuro e da negare alla conoscenza scientifica, di qualsiasi altra parte del corpo umano - l'occhio, l'orecchio o altro. Inoltre, il pubblico comincia a chiedere a gran voce di conoscere questi argomenti. Lo dimostra la frequenza degli articoli che trattano di sesso in molti dei migliori giornali e riviste del mondo civilizzato, e le discussioni simili nella letteratura, nelle opere e nei libri scientifici che ora arrivano nelle mani della gente comune. Lo dimostrano anche i tentativi che di tanto in tanto vengono fatti per introdurre il tema dell'igiene sessuale nelle nostre scuole pubbliche e in altre istituzioni educative. "Il mondo si muove!"

È per questi motivi, perché è giusto trasferire a voi e a coloro che verranno dopo di voi le conoscenze sessuali acquisite dall'autrice attraverso la lettura della letteratura scientifica e professionale sull'argomento, le conferenze con uomini e donne che ne sanno e l'esperienza personale e professionale, che viene scritto quanto segue.

III. IL CORRETTO
ATTEGGIAMENTO MENTALE

Questo per quanto riguarda le osservazioni generali sull'argomento in questione. L'obiettivo speciale di ciò che segue, tuttavia, è quello di trattare la questione del matrimonio in particolare, di *dire qualcosa di preciso ai giovani mariti e alle giovani mogli che sia di reale beneficio per loro*, non solo per avviarli sulla strada nuova e inesplorata che hanno intrapreso, ma per aiutarli a fare di quella strada un regno di gioia perpetua e sempre crescente per entrambe le parti interessate, per tutto il suo corso, per tutta la loro vita.

Sia detto, quindi, in primo luogo, che è dovere di ogni sposa e di ogni sposo, prima di impegnarsi in un commercio sessuale l'uno con l'altro, conoscere a fondo l'anatomia e la fisiologia degli organi sessuali degli esseri umani, sia maschili che femminili, e fare in modo che l'acquisizione di tale conoscenza sia un affare spassionato e di fatto come se stessero studiando la natura, la costruzione e le funzioni dello stomaco, o i processi digestivi nel loro complesso, o la natura e l'uso di uno qualsiasi degli altri organi corporei. "Limpido e pulito sono io dentro e fuori; limpido e pulito è ogni frammento e parte di me, e nessuna parte sarà ritenuta più sacra o preferita rispetto a un'altra. Perché divino sono io, e tutto ciò che sono, o che contengo".

Ora, il giovane uomo o la giovane donna normali farebbero proprio questo, perseguirebbero uno studio del sesso in questo modo, se non fosse per il fatto che è stato loro insegnato, a distanza di tempo, che farlo è immodesto, per non dire indecente o decisamente malvagio. Per tutta la vita hanno desiderato di essere in possesso di questa conoscenza, nella maggior parte dei casi più di qualsiasi altra forma di saggezza che fosse possibile far propria. Ma la sua acquisizione è stata posta al di fuori della loro portata, ed è solo con i mezzi più clandestini e spesso sgradevoli che hanno raggiunto quel poco che sanno. Ma la citazione fatta nell'ultimo paragrafo suona la nota chiave di ciò che è *giusto* in questa materia, e il primo sforzo del lettore di queste pagine dovrebbe essere quello di stabilire in se stesso la *condizione mentale che queste righe incarnano.*

Ed è meglio dire, proprio qui, che per la maggior parte dei giovani questo non sarà *facile* da fare. Né il lettore deve vergognarsi o sentirsi in colpa o in conflitto con se stesso se si trova in questa condizione di cose nel suo caso. Infatti, non si tratta di nulla di cui si abbia colpa. È una disgrazia e non una colpa. È solo il risultato di idee ereditate e inculcate (la parola "inculcato" significa "*calciato dentro*") a cui tutti i giovani "ben allevati" sono stati sottoposti per secoli; l'idea è che più sono stati tenuti nel regno dell'innocenza, che è solo un altro nome per ignoranza, meglio sono "allevati". E liberarsi, staccarsi da una visione e da una condizione mentale come quella che l'ereditarietà e gli anni di rigorosa costrizione hanno sviluppato, non è un compito da poco. Anzi, spesso ci vogliono mesi, e a volte anni, per liberarsi completamente di questi profondi e potenti punti di vista e pregiudizi sbagliati.

Ricordate che *per i puri tutte le cose sono pure.* Ma non fate l'errore di pensare che questa frase tanto abusata significhi che la purezza è sinonimo di *vuoto*! Non è così. Al contrario, significa *pienezza, perfezione*. Significa che si deve possedere il giusto tipo di materia e che questa materia deve essere di qualità suprema. Quindi, studiando la conoscenza degli organi sessuali e delle funzioni sessuali nella famiglia umana, il lettore non deve cercare di spogliarsi di tutte le passioni e i desideri sessuali, ma, al contrario, di renderli di un tipo di cui possa essere *orgoglioso*, piuttosto che *vergognarsi*, di cui possa gioire, piuttosto che soffrire.

Quindi, che il lettore di queste righe assuma innanzitutto un *atteggiamento mentale* corretto nei confronti di ciò che sta per essere detto. Bandite tutte le curiosità pruriginose, mettete da parte ogni pensiero di vergogna o di shock (questi due aspetti saranno più difficili da superare per le giovani donne, a causa del loro addestramento alla falsa modestia e alla prudenza) e sforzatevi di affrontare l'argomento con uno spirito riverente, aperto e coscienzioso, come chi desidera, al di sopra di ogni altra cosa, conoscere l'onesta verità in queste questioni più essenziali che riguardano la vita umana. Se vi mettete in questo stato d'animo e lo *mantenete*, ciò che è scritto qui sarà letto con piacere e profitto.

Ancora una volta, poiché in queste faccende delicate dobbiamo affrettarci, se il lettore dovesse trovarsi eccessivamente eccitato, o forse scioccato, durante la lettura di alcune parti di ciò che è qui scritto, tanto da far battere il cuore troppo velocemente o da far tremare la mano, potrebbe essere bene sospendere la lettura per un po', deviare la mente in altri canali per un po', e riprendere la lettura dopo aver riacquistato equilibrio e padronanza di sé. In altre parole, "*mantenete la calma*" mentre leggete queste lezioni, e andrà tutto bene.

IV. GLI ORGANI SESSUALI

E ora, dopo aver dato queste indicazioni di cautela, la strada è libera per fare dichiarazioni precise e dare istruzioni positive.

Ecco dunque una breve descrizione degli organi sessuali nell'uomo e nella donna. All'inizio verranno forniti solo i nomi delle parti, con lievi commenti e spiegazioni necessari a rendere chiara questa parte dell'argomento. Le funzioni e l'esercizio corretto di questi organi saranno illustrati dettagliatamente in seguito.

Gli organi sessuali di un uomo sono costituiti, in linea di massima, dal pene e dai testicoli. Tutti questi organi si trovano alla base dell'addome, tra le cosce e nella parte anteriore del corpo. Il pene è un organo carnoso e muscolare, pieno di nervi sensibilissimi e di vasi sanguigni che sono in grado di estendersi in misura molto maggiore rispetto ai loro simili in altre parti del corpo. Nell'uomo medio, in condizioni di quiescenza o di non eccitazione, questo organo è lungo da tre a quattro centimetri e ha un diametro di circa un centimetro o più. In questo stato è floscio e pendente, ritirato e per nulla in evidenza. Nella sua condizione eccitata o tumescente (la parola tumescente significa gonfio, ed è il termine tecnico per descrivere la condizione di erezione del pene) diventa ingrossato e rigido, le sue dimensioni in questo stato sono, in media, sei o sette pollici di lunghezza e da un pollice e mezzo a due pollici di diametro. È quasi perfettamente cilindrico, leggermente più spesso alla base che nella parte anteriore.

I testicoli sono due ghiandole a forma di rene, non lontane dalle dimensioni di una grossa noce di hickory, e sono contenuti in una sorta di sacco, o tasca, chiamato scroto, fatto per trasportarli in modo comodo e sicuro. Lo scroto pende direttamente tra le cosce, alla base del pene, e in esso si trovano i testicoli, sospesi da corde vitali che sono sospese dal corpo in alto. Il testicolo sinistro pende un po' più in alto nel sacco rispetto al destro, in modo che, nel caso in cui le cosce siano accavallate, un testicolo scivoli sull'altro, evitando così il pericolo di schiacciarli. Questo è uno dei tanti modi che il Creatore del corpo umano ha escogitato per assicurare la corretta conservazione degli organi vitali dai danni, un fatto che dovrebbe ispirare a tutti gli esseri umani una profonda riverenza per questa più meravigliosa di tutte le forme di vita, il bellissimo corpo umano, il "tempio dello Spirito Santo".

La parte del corpo in cui si trovano gli organi sessuali, maschili e femminili, è nota come regione pubica. È ricoperta di peli che, in entrambi i sessi, si estendono fino al basso ventre. Si tratta dei cosiddetti peli pubici, che in generale corrispondono per qualità e quantità ai peli della testa, essendo grossolani o fini, morbidi o setolosi, per adattarsi al rivestimento della testa. Questi peli sono di solito più o meno ricci e formano una copertura di un centimetro o più di profondità su tutta la regione pubica, estendendosi tra le cosce leggermente oltre il retto. In alcuni casi questi peli sono lisci e setosi e a volte si allungano notevolmente; si conoscono casi di donne in cui si sono estesi fino alle ginocchia. La presenza di peli pubici fini, ben cresciuti e abbondanti, è un bene molto apprezzato dalle donne, di cui vanno giustamente fiere, anche se poche di loro lo riconoscono, anche a se stesse. Tuttavia, è un dato di fatto.

Gli organi sessuali femminili, in generale, sono i seguenti: La vulva, o parte esterna delle parti, il passaggio vaginale, l'utero e le ovaie. Tutti, tranne il primo, si trovano all'interno del corpo della donna. La vulva è composta da diverse parti che verranno nominate e descritte in seguito. Il passaggio vaginale è un tubo o canale che porta dalla vulva all'utero. Per lunghezza e diametro corrisponde quasi esattamente a quello del pene, con una profondità di 15 o 20 centimetri e un'estensione laterale tale da consentire l'ingresso dell'organo maschile quando i due sono uniti. Il passaggio vaginale si apre e termina nella cavità uterina.

L'utero è un sacco a forma di pera, sospeso nella cavità uterina da corde e muscoli provenienti dall'alto. Pende, con il collo rivolto verso il basso, e nella sua condizione non impregnata ha un diametro di circa due centimetri e mezzo nella parte superiore, o più larga, e si assottiglia fino a formare un collo sottile all'estremità inferiore. Allo stato quiescente è duro e muscoloso, pieno di nervi delicati e sensibilissimi e di vasi sanguigni capienti. All'estremità inferiore, o collo, si apre direttamente nel passaggio vaginale.

Le ovaie sono in numero di due e sono situate su ciascun lato e sopra l'utero, nella regione degli inguini superiori. Sono piccole ghiandole a forma di ventaglio e sono collegate all'utero da piccoli condotti noti come tube di Falloppio.

Come già detto, le parti esterne del corpo, in cui si trovano gli organi sessuali femminili, sono ricoperte di peli per ornamento e protezione.

Questi, in sintesi, sono gli organi sessuali maschili e femminili dell'uomo. Una descrizione più approfondita di questi organi, delle loro funzioni e del loro uso corretto è pronta per essere presa in considerazione.

V. LA FUNZIONE DI ORGANI SESSUALI

Non c'è bisogno di dire che lo scopo *principale* del sesso nella famiglia umana è la riproduzione della razza. Da questo punto di vista, considerato solo dal punto di vista materiale, o animale, il genere umano si differenzia poco da tutte le altre forme di vita animata. Come dice Whitman, vediamo "ovunque il sesso, ovunque l'impulso alla procreazione". I fiori possiedono questa qualità, e con loro tutte le forme vegetali. Nel regno animale vale lo stesso discorso. Ogni cosa creata è sempre "maschio e femmina".

I fatti principali della riproduzione sono praticamente gli stessi ovunque si verifichino i fenomeni. Qui, come in ogni altra parte del mondo, quando appare una nuova forma di vita, è sempre il risultato dell'unione di *due* forze, elementi, germi o altro. Questi due elementi differiscono per natura e funzione, e ciascuno di essi è incompleto e inutile da solo. È solo dalla combinazione dei due che si ottiene un nuovo risultato. È questo fatto che ha portato alla frase più suggestiva e bella: "La dualità di ogni unità in natura".

Molti secoli fa un vecchio filosofo latino scrisse l'ormai celebre frase "*Omne ex ovo*" che, tradotta in , significa che *tutto viene da un uovo*. Questo è praticamente vero per tutte le forme di vita. Il loro inizio è sempre da un ovulo, o uovo.

In questo senso, la riproduzione degli esseri umani è uguale a quella di qualsiasi altra forma di vita.

In questo processo di produzione di una nuova forma di vita, la femmina è sempre la fonte dell'uovo da cui uscirà la nuova creazione. Quest'uovo, tuttavia, è sterile di per sé e deve essere reso vivo mescolando al suo germe un elemento che solo l'uomo può produrre e fornire. Questo elemento è tecnicamente conosciuto come sperma, o spermatozoo. La sua funzione è quella di fecondare il germe dormiente nell'uovo prodotto dalla femmina, dando così inizio a una nuova forma di vita indipendente. Questa forma di vita, così avviata, cresce secondo le leggi del suo divenire sempre più, fino a quando, allo scadere di un periodo prestabilito, che varia molto nei diversi animali, diventa un giovane individuo completo, della natura e del genere dei suoi genitori. La fecondazione dell'ovulo nella femmina si chiama concepimento, il suo stato di crescita si chiama gestazione e la sua nascita, quando diventa un essere separato, si chiama parto. Nel suo stato di crescita e prima della nascita, la nuova giovane forma di vita è nota come feto.

Ora, è la fecondazione dell'ovulo nella femmina (e d'ora in poi si parlerà solo di maschio e femmina nella famiglia umana) da parte del maschio, nella donna, da parte dell'uomo, che è di supremo interesse e importanza per entrambe le parti interessate a produrre questo risultato. Il modo in cui questo si realizza è sostanzialmente il seguente:

Come già detto, l'ovulo sterile viene prodotto dalla donna. Tale produzione inizia alla cosiddetta età della pubertà, ovvero quando iniziano a crescere i peli sulle parti pubiche del corpo femminile. Il momento della comparsa di questo fenomeno nella vita femminile varia dai nove o dieci anni ai quindici o sedici anni. La media, per la maggior parte delle ragazze, è di quattordici anni. A questo punto inizia la formazione di ovuli nel corpo femminile, che continua, nella maggior parte delle donne, a intervalli regolari di una volta ogni ventotto giorni, tranne durante la gravidanza e l'allattamento, per un periodo di circa trent'anni. Durante tutto questo periodo, in condizioni favorevoli, è possibile che l'ovulo prodotto dalla donna venga fecondato, se riesce a incontrare lo sperma dell'uomo.

In generale, questo incontro tra l'ovulo sterile della donna e lo sperma dell'uomo può avvenire come segue:

Gli ovuli sono prodotti dalle ovaie (la parola ovaie significa produttori di uova) dove si sviluppano lentamente da cellule che hanno origine in queste ghiandole. Quando hanno raggiunto la maturità, o sono pronti per la fecondazione, escono dalle ovaie e scendono nell'utero, attraverso le tube di Falloppio. Come già detto, questo passaggio degli ovuli dalle ovaie all'utero avviene ogni ventotto giorni ed è realizzato da un flusso di sangue più o meno copioso, una sorta di emorragia, che trasporta gli ovuli giù attraverso le tube di Falloppio, e li deposita nell'utero. Questo sangue, dopo aver svolto la sua missione di trasportare gli ovuli nell'utero, fuoriesce dal corpo attraverso il passaggio vaginale e viene curato indossando una benda tra le cosce. Questo flusso di sangue continua per circa cinque giorni ed è noto come flusso mestruale; questo periodo della vita di una donna è noto come periodo mestruale. È così chiamato per la regolarità della sua ricorrenza, poiché la parola *mensa* significa *mese*. Nel linguaggio comune, questi periodi sono spesso chiamati "mestruazioni".

Dopo che l'ovulo ha raggiunto l'utero, vi rimane per un periodo di circa dieci giorni, dopodiché, se non viene fecondato durante questo periodo, esce dall'utero nel passaggio vaginale e quindi dal corpo. Ma se, in qualsiasi momento dopo che è maturo per la fecondazione, cioè dal momento in cui inizia il suo viaggio dalle ovaie all'utero e mentre è nell'utero, l'ovulo viene incontrato dagli spermatozoi maschili, è *suscettibile* di diventare fecondato - il concepimento è possibile. Si tratta di fatti della *massima importanza*, che devono essere compresi a fondo e tenuti ben presenti da tutte le persone sposate che desiderano vivere felicemente insieme, come verrà mostrato in seguito.

Questo per quanto riguarda la parte femminile dell'incontro tra l'ovulo e lo spermatozoo. La parte maschile di questo atto reciproco è la seguente:

Gli spermatozoi hanno origine nei testicoli. Ogni spermatozoo è un'entità individuale e *diverse migliaia* di essi vengono prodotti e sono pronti per l'uso a *ogni incontro* tra gli organi generativi maschili e femminili ; se *uno* di questi innumerevoli spermatozoi entra in contatto con l'ovulo non fecondato nell'utero, è *possibile che si verifichi il* concepimento.

Questi spermatozoi sono così piccoli da non essere visibili a occhio nudo, ma sono facilmente visibili con l'uso di un microscopio. La loro forma assomiglia molto a quella dei girini nei loro primi stadi.

Alla base del pene, ben in alto nel corpo dell'uomo, c'è una grossa ghiandola che circonda il pene come un anello spesso e che è chiamata ghiandola prostatica. Secerne un fluido mucoso che assomiglia e ha la consistenza dell'albume di un uovo. Vicino a questa ghiandola, e quasi una parte di essa, c'è una sacca, o tasca, in cui viene versata la secrezione mucosa della ghiandola prostatica e dove viene conservata, pronta per essere utilizzata, per svolgere la sua parte dell'atto germinale.

Questo liquido mucoso, che proviene dalla ghiandola prostatica, costituisce un "mezzo di trasporto" per gli spermatozoi che provengono dai testicoli. Ci sono piccoli condotti che dai testicoli portano alla tasca che contiene il liquido prostatico. Sono i cosiddetti dotti seminali, attraverso i quali gli spermatozoi passano dai testicoli alla tasca prostatica. Qui si mescolano al liquido prostatico, nel quale possono muoversi liberamente e attraverso il quale possono essere trasportati ovunque questo liquido vada. La combinazione di liquido prostatico e spermatozoi è chiamata "sperma".

Osservata al microscopio, una singola goccia di sperma rivela una moltitudine di spermatozoi che nuotano nel mezzo prostatico. È in questa forma che l'elemento maschile vitalizzante incontra l'ovulo infertile femminile. Questa massa di germi vivi e in movimento si riversa intorno alla regione in cui l'ovulo giace in attesa di essere fecondato, e ognuno di essi sembra "correre come un matto" per trovare ciò che è stato mandato a fare, cioè incontrare e fecondare l'ovulo. Il modo di depositare lo sperma dove può entrare in contatto con l'ovulo è il seguente:

Affinché questo incontro tra le fonti di vita maschili e femminili sia possibile, è necessario che vi sia un'unione degli organi generativi maschili e femminili. Per questo incontro, il pene viene riempito di sangue, tutti i suoi vasi sanguigni vengono dilatati al massimo della loro capacità, fino a quando l'organo diventa robusto e duro, e parecchie volte la sua dimensione dormiente, come è già stato detto. In questa condizione è in grado di penetrare, fino alla massima profondità, il passaggio vaginale della donna, che è di natura tale da contenere perfettamente l'organo maschile in questa condizione di ingrossamento e rigidità. In queste condizioni, il pene viene inserito nel passaggio vaginale allargato e disteso. Una volta uniti, l'uomo e la donna iniziano un movimento reciproco avanti e indietro, o in parte dentro e fuori, degli organi, che ingrandisce ulteriormente le parti e le porta a un grado ancora più elevato di tensione ed eccitazione. Alcuni ritengono che questo movimento di attrito delle parti sviluppi una corrente elettrica, che aumenta di tensione man mano che l'atto viene continuato; e che sia la missione dei peli pubici, che sono un non-conduttore, a confinare queste correnti alle parti in contatto.

In questi organi sono presenti altre due ghiandole, una nell'uomo e una nella donna, che svolgono una funzione meravigliosa in questa parte dell'atto sessuale. Si tratta del "glande del pene" nell'uomo e del "clitoride" nella donna. Il primo si trova all'apice dell'organo maschile, l'altro nella parte superiore-media ed esterna della vulva. Queste ghiandole sono ricoperte da una cuticola delicatissima e sono piene di nervi molto sensibili. Man mano che l'atto progredisce, queste ghiandole diventano sempre più sensibili e nervosamente cariche, fino a quando, come climax, provocano una sorta di esplosione nervosa degli organi coinvolti. Questo climax è chiamato "orgasmo" nel linguaggio scientifico. Nella maggior parte degli uomini e delle donne si parla di "spesa".

Da parte dell'uomo, questo orgasmo fa sì che lo sperma, che fino a questo momento è rimasto nella tasca prostatica, venga improvvisamente spinto fuori da questo luogo di deposito e gettato a getti, e con forza spasmodica, attraverso l'intera lunghezza del pene, e, per così dire, sparato nel passaggio vaginale e nella cavità uterina, finché l'intera regione è letteralmente inondata dal fluido vitale. Allo stesso tempo, la bocca dell'utero si spalanca e in essa si riversa, o si precipita, questa "roba paterna", che circonda e inonda interamente l'ovulo, se si trova nell'utero. Questo è il culmine dell'atto sessuale, che viene chiamato "coito", una parola che significa "andare insieme".

Con le miriadi di spermatozoi che brulicano intorno ad esso, se la parte vitale dell'ovulo entra in contatto con uno di essi, uno qualsiasi dei quali, portato a contatto, lo feconda, si ha il concepimento. La donna è quindi incinta e il periodo di gestazione è iniziato.

Questa è una breve descrizione dell'atto del coito e dei mezzi con cui avviene la gravidanza. Tuttavia, è solo una piccola parte della storia delle relazioni sessuali di mariti e mogli; e, sia detto, una parte *molto* piccola, come si vedrà ora.

Come è già stato detto, questo uso degli organi sessuali, al solo scopo di produrre una progenie e assicurare così la continuazione della razza, è una qualità che l'umanità condivide con tutto il resto del regno animale. In linea di massima, per quanto riguarda le parti materiali dell'atto, l'inizio di una nuova vita nella famiglia umana non differisce in nulla da quella degli altri mammiferi. In ogni caso, l'ovulo viene prodotto dalle ovaie della femmina, passa nell'utero, viene incontrato dal seme dell'uomo, fecondato dagli spermatozoi, e così il feto ha inizio. Questo è il mezzo universale con cui ha luogo l'inizio di tutta la vita riproduttiva animale.

Ma c'è un'altra fase nella vita sessuale degli esseri umani, che è *completamente diversa* da quella di tutti gli altri animali, e che deve quindi essere considerata al di là di tutto ciò che deve essere detto riguardo all'atto del coito a fini esclusivamente riproduttivi. Siamo ora pronti a considerarla e a studiarla.

Ora, in tutti gli animali, eccetto gli esseri umani, l'atto del coito è consentito alla femmina (sembra che sia *possibile solo per lei*) solo quando l'ovulo è presente nell'utero e pronto per essere fecondato. *In tutti gli altri momenti, tutte le femmine, tranne la donna, sono praticamente prive di sesso.* I loro organi sessuali sono dormienti e *nulla può risvegliare la loro* attività. Non solo non mostrano alcun desiderio di coito, ma se si tentasse di forzarlo, si *opporrebbero con tutte* le loro forze.

Ma quando l'ovulo è presente nell'utero, queste stesse femmine sono fuori di sé dal desiderio di coito. Si parla allora di "calore". Finché non si accontentano di incontrare il maschio e di procurarsi da lui il fluido vitalizzante che feconda il loro ovulo infertile o, in mancanza di questo, finché l'ovulo non si allontana da loro, fuori dall'utero, non hanno pace. In questi momenti correranno tutti i rischi, incorreranno in ogni sorta di pericolo, faranno ogni cosa possibile per assicurarsi una gravidanza. I mille e uno modi che le femmine usano per far conoscere ai loro compagni maschi il loro desiderio e le loro esigenze sessuali, quando sono in calore, è una storia molto interessante e meravigliosa, una documentazione fatta di fatti che varrebbe la pena di conoscere per ogni studente. Ma poiché tutte queste conoscenze possono essere facilmente reperite in libri alla portata di tutti, non c'è bisogno di annotare i dati in questa sede.

Ma ora, *nella donna, tutte queste cose sono diverse!* Infatti, la presenza dell'ovulo nell'utero di una donna normalmente fatta *fa poca e, in molti casi, nessuna differenza per quanto riguarda il* suo status nell'atto del coito! Cioè, le donne di non sono mai "in calore", nello stesso senso in cui lo sono le altre femmine. Certo, in alcuni casi, anche se rari, alcune donne sono consapevoli di un maggiore desiderio di coito subito dopo la cessazione del flusso mestruale, cioè quando l'ovulo è nell'utero. Ma questi casi sono così infrequenti che possono essere considerati atavici, cioè di natura tendenzialmente animale. Per la maggior parte delle donne normali, la presenza dell'ovulo nell'utero fa poca differenza, in un senso o nell'altro, per quanto riguarda il desiderio o l'avversione all'atto del coito.

Ora, il fatto di questa notevole differenza tra lo stato sessuale delle donne e la stessa qualità in tutti gli altri animali di sesso femminile ci porta a un gran numero di conclusioni interessanti, per non dire sorprendenti, alcune delle quali sono le seguenti:

In primo luogo, il fenomeno stabilisce chiaramente il fatto che il sesso nell'essere umano femminile *differisce, in modo marcato*, da quello di tutte le altre vite femminili. Infatti, mentre tra tutte le femmine, tranne la donna, il coito è *impossibile*, se non in determinati momenti e stagioni, tra le donne l'atto non solo può essere permesso, ma è possibile o *desiderato* in un momento come in un altro, indipendentemente dalla presenza o meno dell'ovulo nell'utero. Cioè (e questo punto dovrebbe essere ben notato dal lettore) esiste una *possibilità*, da parte dell'umanità femminile, per il coito, *in condizioni che non si verificano affatto in nessun'altra vita animale femminile.*

Si tratta di una conclusione di così vasta portata che i suoi limiti non sono riconosciuti che in minima parte, anche nella mente lucida della maggior parte delle persone sposate. Il fatto di questa differenza è noto e le loro pratiche di vita si conformano alle condizioni; ma il significato di tutto ciò è del tutto ignorato *e non si fermano mai a pensarci.*

Eppure, *proprio qui si trova il centro e il fulcro del vero successo o del fallimento della vita matrimoniale!* Intorno a questo fatto si raggruppano tutti i problemi che si presentano ai mariti e alle mogli. Intorno ad esso si raccolgono tutte le gioie e le indicibili delizie di chi è felicemente sposato, l'unico veramente sposato. Sono questi gli elementi che rendono la conoscenza delle reali condizioni esistenti in questa parte della vita coniugale di estrema importanza. Se queste condizioni potessero essere giustamente comprese e le azioni dei mariti e delle mogli potessero essere rese conformi alle leggi che le regolano, *i tribunali per i divorzi sarebbero fuori dal mercato*, la loro occupazione, come quella di Otello, sarebbe "scomparsa davvero".

La prima conclusione, quindi, che viene imposta alla mente riflessiva dal fatto di questa differenza nelle possibilità sessuali delle donne e degli altri animali di sesso femminile, è, come già affermato, ma che viene qui ripetuto per enfasi, che il coito *può* essere praticato *dalle donne* quando la *gravidanza non è* il suo scopo, da parte sua; e che *questo non si verifica mai in nessun'altra forma di vita femminile!*

Alla luce di questo fatto, è forse eccessivo chiedersi se il sesso nella donna sia o meno progettato per adempiere a qualsiasi altro scopo che non sia quello della riproduzione della razza? È vero che l'*unica* funzione del sesso in tutte le altre femmine è solo quella di produrre prole, di perpetuare la propria specie. In nessun caso serve *ad* altri scopi, realizza altri progetti. *Non c'è alcuna possibilità che lo faccia!*

Ma ci si può chiedere se non sia vero che, con l'esistenza della *possibilità* di praticare il coito *a volontà*, anziché solo per *istinto*, sia nata anche una *nuova* e *ulteriore* funzione per le nature sessuali, che sono in grado di fare queste esperienze prima sconosciute? A una persona di buon senso, questa conclusione sembra non solo logica, ma irresistibile! Alla luce di questa conclusione, ne consegue naturalmente che il sesso nella famiglia umana è *stato progettato per svolgere una funzione del tutto sconosciuta a tutte le altre forme di vita animale.* E da qui a stabilire che *l'esercizio del sesso nella famiglia umana ha uno scopo diverso da quello della riproduzione,* il passo è breve!

Ora, stabilito questo fatto, sorge un intero mondo di nuove questioni che richiedono di essere risolte. Tra queste, c'è la domanda suprema: *Qual è la natura di questa nuova esperienza che è stata conferita agli esseri umani, oltre a quella garantita a qualsiasi altra forma di vita animale? A quale scopo può servire? Come può essere esercitata correttamente? Cosa è giusto e cosa è sbagliato in queste nuove possibilità?* Queste sono alcune delle questioni che si *impongono* a tutte le persone riflessive, a *coloro che desiderano fare il bene in ogni circostanza in cui si trovano.*

Naturalmente, qui come altrove, gli sconsiderati, gli allegri e i "menefreghisti" possono andare a tentoni in quasi tutti i modi. Ma possono e vogliono raccogliere solo la ricompensa che segue sempre l'abbaglio e l'ignoranza. In questi giorni di chiarezza scientifica, siamo arrivati a capire che la *salvezza dal peccato arriva attraverso la conoscenza positiva e non per mano dell'ignoranza o dell'innocenza!* Se i mariti e le mogli raggiungeranno mai le condizioni più elevate della vita coniugale, sarà solo dopo aver *conosciuto e messo in pratica ciò che è giusto in tutti i loro rapporti*

sessuali, sia a fini riproduttivi che in tutti gli altri aspetti!
Prendetelo bene in considerazione!

Allo stato attuale delle cose, soprattutto in tutti i Paesi civilizzati e in particolare tra i cristiani, questa funzione *secondaria* del sesso nella famiglia umana, pur essendo ciecamente riconosciuta come un dato di fatto, viene comunque abusata in misura vergognosa. Per secoli, l'intera situazione è stata lasciata in una condizione di deplorevole, per non dire dannosa, ignoranza; e non è stato fatto alcuno sforzo onesto per scoprire e agire secondo la verità delle premesse. Mariti e mogli hanno praticato il coito *ad libitum*, senza curarsi minimamente se fosse giusto o sbagliato farlo! Hanno dato per scontato che il *matrimonio* conferisse loro il *diritto* di avere rapporti sessuali ogni volta che lo desideravano (soprattutto quando lo sceglieva l'uomo) e hanno agito di conseguenza. Questo vale soprattutto per gli uomini, e la pratica è stata portata a tal punto che il diritto di un uomo di avere rapporti sessuali con la moglie *è stato stabilito per legge*, e la moglie che si rifiuta di cedere questo "diritto" al marito può essere divorziata da lui, se persiste in questo modo di vivere! È un fatto come questo che ha fatto scrivere a Bernard Shaw: "Il matrimonio è l'istituzione più licenziosa del mondo". E avrebbe potuto giustamente aggiungere "è anche la più brutale", anche se è un insulto ai bruti dirlo in questo modo, perché i bruti non sono mai colpevoli di *coito forzato. Ma un marito può costringere la moglie a sottomettersi ai suoi abbracci sessuali, e lei non ha il diritto legale di dirgli di no!* Questo non sembra del tutto corretto, vero?

Ora, ci sono diversi modi di considerare questa nuova e ulteriore possibilità sessuale nella famiglia umana, cioè l'atto del coito per scopi diversi da quelli riproduttivi. La Chiesa cattolica lo ha *sempre* considerato un peccato. I Papi hanno emanato editti al riguardo e i conclavi di vescovi ne hanno discusso e approvato risoluzioni. C'è sempre stata una differenza di opinioni sull'argomento tra questi dignitari e autorità, ma tutti sono d'accordo su un punto, cioè che è un *peccato*. L'unico punto di differenza è stato l'estensione o l'enormità del peccato! Da alcuni è stato considerato un "peccato mortale", punibile con il fuoco eterno dell'inferno, se non debitamente assolto prima della morte; da altri è stato ritenuto solo un "peccato veniale", che deve essere sempre confessato al sacerdote quando si pratica il coito, e che può essere perdonato con la pratica della dovuta penitenza. *Ma sempre di peccato si tratta!*

La Chiesa protestante non ha mai emesso editti in merito, ma, per la maggior parte, si è tacitamente attenuta all'insegnamento cattolico in *teoria*, pur *praticando* universalmente il contrario, nella vita matrimoniale effettiva. I protestanti l'hanno considerata una necessità, ma hanno insegnato che era *deplorevole* che fosse così. Hanno sostenuto, con Paolo, che "è meglio sposarsi che bruciare". E la maggior parte di loro ha scelto il corno matrimoniale del dilemma.

In alcune nazioni europee si è cercato di rendere impossibile la convivenza tra marito e moglie se non a scopo riproduttivo. In una di queste nazioni si usavano lucchetti per impedire l'atto. Veniva praticata una fessura attraverso il prepuzio del pene e attraverso questa fessura veniva fatto passare l'anello di un lucchetto, proprio come si fa con l'orecchino attraverso il lobo dell'orecchio di una donna. Il lucchetto era così grande da non poter essere introdotto nel passaggio vaginale e quindi il coito era impossibile quando era indossato. Poteva essere rimosso solo dal magistrato nelle cui mani era affidata la regolamentazione di questa parte della vita dei cittadini. Esemplari di questi lucchetti sono ancora visibili nei musei europei.

L'aspetto terribilmente immorale di questo modo di vivere è sempre stato il fatto che *costringeva* le persone a *violare continuamente la propria coscienza, fingendo* di *credere in* una cosa e *praticando* costantemente il contrario di ciò che si proclamava. In altre parole, li attirava a *vivere in una continua menzogna, e una simile non può mai essere per il bene dell'anima*! Va da sé che quanto prima si porrà fine a questo abominevole modo di vivere, tanto meglio sarà per tutte le parti interessate: gli individui vittime di questa falsità e le comunità di cui fanno parte.

Da tutto ciò consegue che la prima cosa che ogni nuovo marito e moglie *dovrebbe* fare è *stabilire con chiarezza nella propria mente se sia giusto o sbagliato per loro praticare il coito per scopi diversi da quelli procreativi.* Una volta chiarito questo punto, in un senso o nell'altro, *agiscano coscienziosamente di conseguenza. Solo così potranno vivere una vita retta!*

Per quanto riguarda questo punto, le autorità disponibili che i giovani possono studiare e considerare sono tutte *contrarie al* coito, tranne che per la procreazione. Tutti gli scrittori di "purezza" e le Società di Purezza sono schierati dalla parte negativa. Lo stesso vale per tutti i libri di "consigli alle giovani mogli e ai mariti", specialmente quelli rivolti alle giovani *mogli*.

Tutte queste "autorità" basano la loro argomentazione sui fatti puramente *animali* riportati nelle premesse. Probabilmente un certo dottor C. è più letto di qualsiasi altro autore per avere informazioni su questi argomenti, soprattutto tra le giovani donne. Ha scritto un volume molto ampio e, dal suo punto di vista, molto plausibile; è molto pubblicizzato, soprattutto nei giornali letti dalle giovani donne. Il risultato è che è diventato quasi un'autorità standard in questi ambiti.

L'argomentazione del Dr. C. è, in sintesi, la seguente: (a) Tra gli animali, la pratica universale è un singolo atto di coito per ogni generazione di prole, (b) Gli esseri umani sono animali, (c) Pertanto, gli esseri umani dovrebbero praticare il coito solo per scopi riproduttivi.

A questo sillogismo aggiunge un corollario, ovvero che, di conseguenza, ogni commercio sessuale nella famiglia umana, per scopi diversi da quelli riproduttivi, è *sbagliato*. Questi sono i suoi testi, per così dire, e per diverse centinaia di pagine predica, *non, non, non,* sermoni. L'intero volume è un'opera di negazione e proibizione. Egli proclama l'atto, anche per l'unico scopo che egli considera giusto, come basso e di per sé degradante, da intraprendere solo dopo "preghiera e digiuno" e "mortificazione della carne", e anche allora, nel modo più privo di passione e fatto solo perché deve essere fatto; come una mera questione di dovere; da permettere con sofferenza; senza gioia, disgustoso in sé; qualcosa da evitare, anche nel pensiero, se non come una necessità per la continuazione della razza.

È in base a questi dati che migliaia di spose "innocenti" decidono ogni anno cosa sia giusto o sbagliato in materia di rapporti sessuali.

Nel fare questo, la maggior parte di queste giovani donne è perfettamente coscienziosa e vuole fare la cosa giusta, e ci sono due elementi nel conteggio che le portano naturalmente ad accettare gli insegnamenti del dottor C. come corretti. Il primo è che coincide con tutto ciò che hanno sentito su questi argomenti; il secondo è che il Dottore condisce tutto il suo testo con una qualità religiosa, del tipo presunto più sacro. Cita donne sante che hanno vissuto la vita più ascetica e il cui status religioso è stato raggiunto grazie alla loro perfetta castità. In effetti, questa parola "castità" (che egli traduce come rinuncia completa a tutta la natura sessuale) diventa il termine di prova di tutto il suo trattato, e la sua pratica è sostenuta come la vera strada per ogni bontà e virtù.

Ora, quasi tutte le giovani donne ben educate e colte sono naturalmente religiose (e non si dovrebbe dire una parola contro di loro) e sono ansiose di impostare la loro vita su tutto ciò che le più alte esigenze religiose prescrivono. È quindi molto naturale che, avendo ricevuto questo insegnamento da un'autorità per la quale nutrono la massima stima, entrino nel matrimonio con un'*opinione fissa* in accordo con il suo insegnamento. Come potrebbe essere altrimenti?

D'altra parte, pochi giovani mariti, anzi nessuno, tranne ogni tanto un "bravo ragazzo" (che di solito si rivela il peggiore di tutti, col passare del tempo), sono disposti a "sostenere" qualsiasi teoria di questo tipo, e ancor meno a vivere una vita come quella che questa teoria imporrebbe. Questi "non si preoccupano di ciò che dice il libro" e, dal modo in cui sono stati educati, da tutto ciò che hanno imparato o sentito ascoltando gli *uomini* parlare della vita matrimoniale (che di solito è del tipo più volgare) sono giunti alla conclusione che il matrimonio conferisce alle parti il *diritto* di impegnarsi nel commercio sessuale a piacimento; e, in particolare, che il marito ha il *diritto di* possedere il corpo di sua moglie *ogni volta che lo desidera*. Infatti, la legge non gli conferisce forse questo diritto! E fintanto che uno "si mantiene all'interno della legge", cosa si può chiedere di più? Sì, in verità! Cosa si può chiedere di più?

È così che *la maggior parte delle spose e degli sposi si accostano al letto matrimoniale con le opinioni più disparate su ciò che è giusto o sbagliato nelle premesse e sulla* vita che condurranno nella loro nuova proprietà. La giovane moglie è per la "purezza" e la "castità". Il giovane marito, spinto da una passione che ha tenuto a lungo in pugno, nella convinzione di potervi ora dare il massimo sfogo, quando è arrivato dove tale sollievo è possibile, è come un segugio eccitato quando afferra la sua preda, che crede di avere il diritto di trattare a suo piacimento! Che meraviglia che, alla luce di tutte queste circostanze, il più vasto osservatore dei fenomeni del letto matrimoniale scriva: "Di fatto, *nove giovani mariti su dieci praticamente violentano le loro spose al primo incontro sessuale". Potrebbe esserci qualcosa di più orribile o criminalmente malvagio?* Ed è tutto così inutile! È tutto frutto dell'ignoranza, dell'"innocenza" e del peggiore dei falsi insegnamenti. Che pena!

È vero, queste condizioni sfortunate sono spesso modificate da "madre natura", che ispira alla sposa la curiosità, che, in una certa misura, la controlla nonostante i suoi falsi insegnamenti, e la passione, che, in una certa misura, si affermerà al di sopra di tutti i falsi pudori, degli scrupoli religiosi e della paura di una gravidanza; e così *può* superare la prova dell'introduzione all'atto del coito in una condizione mentale abbastanza sana, anche se può essere stata praticamente *violentata*! Ma, troppo spesso, il risultato di questo primo contatto è uno *shock per la sposa da cui potrebbe non riprendersi durante tutti gli anni successivi della vita matrimoniale!* Ed è qui che si trova il problema per migliaia di uomini e donne sposati in tutto il mondo civilizzato. E potrebbe essere tutto così diverso! Dovrebbe, *in ogni caso*, essere tutto così diverso! Ma se mai diventerà diverso, la *conoscenza* *deve* prendere il posto dell'*"innocenza"* da parte della *sposa* e dell'*ignoranza* da parte dello *sposo*, entrambi devono essere *educati* a "*Sapere di cosa si tratta*" prima di impegnarsi nell'atto sessuale, ed essere in grado di incontrarsi in modo sano, *giusto e amorevole*, perché entrambi *desiderano* ciò che ciascuno ha da dare all'altro; in modo che nessuno dei due rivendichi *diritti* o faccia *richieste all'*altro - in una parola, in una *perfetta concordia* di accordo e azione, di cui l'amore reciproco è l'ispiratore e la *conoscenza definita* l'agente direttivo.

Questo primo incontro tra la sposa e lo sposo non sarà una storia di stupro. Non ci sarà alcuno shock, alcun timore, alcuna vergogna o pensiero di vergogna; ma perfettamente come due gocce d'acqua che si uniscono e diventano una cosa sola, i corpi e le anime dei partecipanti all'atto si mescoleranno in un'unità la più perfetta e beata che possa mai essere sperimentata dagli esseri umani in questo mondo. Non è un sogno! È una realtà benedetta, che tutti i mariti e le mogli di solito possono raggiungere, se solo vengono *istruiti ed educati* adeguatamente, se solo imparano a raggiungere questa condizione di beatitudine.

Tuttavia, questo status tanto desiderato non si può avere solo per chiedere. L'*istinto non potrà mai portarlo a termine; l'*"innocenza"* non produrrà mai un tale risultato; e la *forza*, o la dichiarazione di un "*diritto*" nelle premesse, lo bandiranno per sempre nel regno del mai realizzato. Può arrivare solo come risultato di un pensiero lucido, di un'indagine scientifica, di uno studio onesto, di un'azione saggia e retta nelle condizioni date e, soprattutto, di *un amore, l'uno per l'altro, che non conosce limiti*. Tutte queste cose *devono essere* ottenute da *entrambe le parti interessate*, altrimenti i risultati desiderati *non potranno mai* essere raggiunti.

Detto questo, ecco alcuni suggerimenti su come tale proprietà possa essere raggiunta dai lettori di queste pagine.

Ma prima di tutto, mettiamo fine al dottor C. e a tutta la sua tribù, bandendoli per sempre da tutti i nostri calcoli su queste questioni.

Come già dimostrato, questa argomentazione non ha alcun fondamento. Questi autori trattano l'intera situazione come se gli uomini e le donne fossero *semplici animali! Gli uomini e le donne sono molto più che semplici animali e Dio li ha fatti così!* E per queste ragioni avremo rispetto per gli uomini e le donne come *Dio li ha fatti*, piuttosto che come il dottor C. e le "leghe della purezza" dicono che Dio *avrebbe dovuto* farli!

In effetti, la funzione secondaria del sesso nella famiglia umana è qualcosa di *molto superiore alla* mera animalità; è qualcosa che i semplici animali non conoscono, che non possono mai sperimentare o raggiungere in alcun modo, e queste *differenze fondamentali* nelle premesse rimuovono l'intera questione dal regno del confronto con qualsiasi forma o funzione della mera vita animale. È come ragionare sul fatto che gli animali non mangiano mai cibo cotto, e quindi gli uomini non dovrebbero mai mangiare cibo cotto (e ci sono persone che ragionano così, strano a dirsi) o che gli animali non indossano vestiti, e quindi gli uomini non dovrebbero indossare vestiti - è come fare questi, o un'altra ventina di paragoni, tra la razza umana e i semplici animali, come cercare di confrontarli per quanto riguarda le loro funzioni sessuali.

Il solo fatto che, sul piano fisico, il coito a scopo di procreazione sia comune a tutta la vita animale, uomo compreso, costituisce un punto di confronto tra l'umanità e la creazione bruta. *Al di là di questo punto non c'è nulla di paragonabile tra i due!* Come dire che, poiché le bestie possono sentire, possono comprendere e godere di una sonata di Beethoven, o che, poiché hanno gli occhi, possono ammirare un quadro di Corot!

Questo è solo un altro modo per dire che il sesso ha funzioni e usi nella famiglia umana che sono del tutto indipendenti dalle possibilità di tutte le altre vite animali: funzioni tanto al di sopra della semplice animalità quanto la musica è al di sopra del semplice udito fisico, come la pittura al di sopra della semplice vista fisica.

Questi fatti sconvolgono e rovesciano per sempre tutte le teorie dei dottori C. e Co. e li escludono completamente da qualsiasi parte o lotto della questione su di cui hanno cercato di parlare con tanta autorità, ma il cui punto principale, i cui elementi essenziali hanno *completamente frainteso*, e quindi hanno trattato in un modo che è completamente in contrasto con la verità delle premesse, ed è la verità che stiamo cercando.

Ancora una volta (perché è bene andare a fondo della questione già che ci siamo) la verità onesta è che *è pratica universale della razza umana che uomini e donne convivano per scopi diversi dalla riproduzione, ed è sempre stato così,* da quando uomini e donne erano uomini e donne! È vero tra le tribù più selvagge e barbare della terra, ed è ancora più vero tra i popoli altamente civilizzati in tutte le terre e in tutti i climi. Ed è ragionevole supporre che un fenomeno così universale *non sia stato* voluto per essere così com'è! Come dire che l'appetito per il cibo è un errore che va eliminato!

Inoltre, le esperienze di uomini e donne, in tutto il mondo, dimostrano che, quando questo atto è praticato in modo corretto, secondo le leggi che vigono in loco, *porta al massimo benessere fisico, mentale e spirituale delle parti interessate.* È indubbio, infatti, che gli uomini e le donne che non hanno mai conosciuto questa esperienza umana più perfetta, non hanno mai raggiunto l'apice della realizzazione umana, non hanno mai raggiunto la perfezione della virilità e della femminilità. L'allungamento della vita, la salute del più alto livello e la felicità, la più deliziosa, sono tutte cose che arrivano, e anche di più, agli uomini e alle donne attraverso questa strada, *se viene percorsa correttamente.* L'inferno e la dannazione sono il risultato se questa strada è percorsa in modo sbagliato!

Ed è questo che rende così importante il modo in cui lo si percorre.

VI. L'ATTO DEL COITO

A rigore, l'atto del coito dovrebbe essere considerato come composto da quattro parti, o atti, di un'opera comune, o dramma. Non che ci sia una linea di demarcazione netta tra ogni atto o parte, perché i *quattro si* fondono davvero in *un* insieme composito, se presi insieme, in modo seriale; ma ci sono *quattro fasi* dell'atto che possono essere studiate separatamente, nel fare un esame dettagliato di un incontro sessuale tra un uomo e una donna.

Queste quattro parti sono: *primo*, la preparazione all'atto; *secondo*, l'*unione* degli organi; *terzo*, il movimento degli organi; *quarto*, l'orgasmo.

In ciò che segue, queste *quattro* fasi dell'atto del coito saranno studiate e tracciate in dettaglio, con la massima attenzione, nella speranza che tale ricerca possa portare il miglior bene possibile allo studente.

Per quanto riguarda la *prima* parte dell'atto, va detto che qui, più di ogni altra situazione al mondo, "la *fretta fa spreco*". *Questo è il fatto più importante di tutta la faccenda!* È proprio qui che iniziano i novantanove centesimi di tutti i problemi della vita matrimoniale! E la colpa, proprio qui, è di solito (anche se non sempre) del marito! Ma lui non vuole essere cattivo. Non una volta su mille volte ha deliberatamente intenzione di fare del male.

È semplicemente vittima di una passione non diretta e non governata, e di un'*ignoranza* che si traduce in stupidi abbagli, o in negligenza, o in sconsideratezza. In pratica, un marito di questo tipo si precipita ciecamente e furiosamente lungo una strada che non conosce, ma che è stato indotto a pensare di avere il *diritto* di percorrere *quando e come vuole!* La figura ordinaria di un "toro in un negozio di porcellane" non può che descrivere vagamente la frantumazione e la polverizzazione della situazione più delicata che si possa verificare in tutte le esperienze umane, che derivano da un'azione come questa. Gli ideali che hanno toccato il cielo vengono rovesciati dai loro luoghi elevati e spietatamente ridotti in briciole; le speranze che erano al di là del potere delle parole di esprimere si spengono nella disperazione; i sogni diventano un incubo orrendo; e l'amore, che era puro come l'acqua di cristallo, viene infangato, infangato e trasformato in una fogna! *E tutto questo a causa dell'ignoranza* o della fretta, della fretta che avrebbe dovuto essere usata con il massimo del tempo, della cautela e dell'intelligenza!

Come è già stato spiegato, quando si deve praticare il coito, gli organi sessuali dell'uomo e della donna subiscono grandi cambiamenti. Il sangue affluisce a tutte queste parti, in quantità copiosa, fino a ingorgarle. Il risultato è che il pene si ingrandisce fino a diverse volte le sue dimensioni inattive, e la vulva e la vagina dovrebbero subire, e lo faranno, in condizioni adeguate, cambiamenti e trasformazioni simili.

Ma di solito c'è una grande differenza nel tempo necessario perché questi cambiamenti avvengano nell'uomo e nella donna. Per quanto riguarda l'uomo, non appena la passione viene risvegliata in misura considerevole, il pene si prepara subito all'azione. Si "tumefà" o si gonfia quasi istantaneamente e, per quanto riguarda la sua semplice robustezza fisica, è pronto a entrare nella vagina come non mai, anche se deve forzarsi.

D'altra parte, la tumescenza delle parti nelle donne è di solito, (soprattutto quando le ragazze sono allevate), una questione di tempo considerevole, non di rado diversi minuti, e di tanto in tanto, di *mezz'ora o più*! Non è sempre così, perché in alcune donne molto passionali sono pronte all'azione quasi all'istante. In effetti, ci sono donne i cui organi sessuali si formano se (le donne) toccano un uomo - qualsiasi uomo - e occasionalmente si verifica un caso in cui una donna prova un orgasmo se i suoi vestiti sfiorano un uomo! Questi casi sono ovviamente anormali. Ma, *per la maggior parte*, è vero che le donne sono *molto più lente* degli uomini nel prepararsi all'atto sessuale.

Inoltre, quando gli organi sono pronti per l'atto, la natura ha fornito un mezzo meraviglioso per realizzare la loro facile e felice unione. Sia l'organo maschile che quello femminile secernono ed emettono, o versano, una sorta di fluido lubrificante che ricopre e talvolta quasi inonda le parti. Si tratta di una sostanza chiara e limpida, che assomiglia molto al bianco di un uovo, ed è molto simile alla saliva che viene secreta in bocca, solo che è una sostanza più densa. Chimicamente, è quasi identica alla saliva. Quella generata dall'uomo è chiamata "flusso prostatico"; quella prodotta dalla donna "secrezione pre-coitale".

Se si lascia il tempo a questo fluido di essere secreto e trasudato, tutte le parti ne vengono ricoperte o saturate e sono perfettamente attrezzate per una facile unione. Il glande del pene si ricopre di questo fluido scivoloso, mentre la vulva e tutte le pareti della vagina ne sono ricoperte. Allo stesso tempo, le pareti vaginali si sono allargate e ammorbidite e tutte le parti della vulva (che devono ancora essere nominate e descritte in dettaglio) sono nelle stesse condizioni. Il risultato è che, sebbene il pene possa sembrare a prima vista di dimensioni tali da rendere impossibile il suo ingresso nella vagina, in realtà tale ingresso è perfettamente facile, quando le parti sono completamente pronte per essere unite. *Ma non prima o altrimenti!*

Ecco dove nasce il problema. Se il marito ha fretta, se non aspetta che la moglie sia pronta a riceverlo, se forza il suo pene grosso e duro nella vagina prima che uno dei due sia completamente pronto per questa unione, quando non c'è liquido prostatico sul glande e la vagina è ristretta e le sue pareti sono asciutte, se il coito viene praticato in questo modo, è perfettamente facile capire che *ne può derivare solo un disastro!* La donna viene ferita, a volte in modo molto crudele, e l'uomo in realtà ottiene solo una bestiale gratificazione dall'atto. *Tra tutte le cose brutte del mondo, questo tipo di coito è il peggiore!*

Quindi, in questa *prima* parte dell'atto, l'unico pensiero da ricordare e osservare è: prendetevi *tutto il tempo necessario!*

C'è un'altra ragione per cui, da parte della donna, questo tempo dovrebbe essere prolungato, soprattutto quando è una sposa e non ha esperienza in queste cose, e cioè che la sua "innocenza" e tutta la sua educazione le fanno sentire che sta *facendo male*, o almeno che sta permettendo che venga fatta una cosa sbagliata, e questo frena la crescita corretta della sua passione, ostacola la tumescenza dei suoi organi sessuali, ritarda il flusso della secrezione precoitale, e così le impedisce di prepararsi adeguatamente per la sua parte dell'atto reciproco.

Inoltre, la paura di una gravidanza può ritardare ulteriormente il raggiungimento di una condizione adeguata. In effetti, quest'ultima è la causa quasi comune per cui la donna non è pronta per l'incontro con il marito. Tutti questi elementi devono essere presi in considerazione da marito e moglie e affrontati con intelligenza e amore, se si vogliono ottenere i migliori risultati per entrambe le parti.

Per quanto riguarda l'aspetto della possibile gravidanza, se ne parlerà in seguito. Per il momento viene messo in secondo piano, perché la sua considerazione potrà essere affrontata meglio dopo che saranno stati studiati altri punti.

Ora, l'unica indicazione facilmente comprensibile (e altrettanto facilmente praticabile) su cosa fare per prepararsi all'atto del coito è: *fare come gli amanti quando si "corteggiano"*. E tutti sanno cosa significa! E notate questo: *nessuno si affretta mai quando si corteggia!* ritardano, si protraggono, si dilungano, "scherzano", si accarezzano in tutti i modi possibili e impossibili. Si baciano - "baci lunghi e appassionati, si danno e si ricevono ancora e ancora" - si abbracciano, si rannicchiano l'uno nelle braccia dell'altro - in una parola, "giocano insieme" in mille e uno modi che i "buonisti" dichiarano sbagliati e i freddi chiamano sciocchezze o stupidaggini, ma che tutti gli *innamorati* sanno essere una *delizia indicibile* ("indicibile" è la parola giusta, perché chi ha voglia di *parlare* quando ci sono queste esperienze beate!).

Ora, queste cose e altre simili, in quantità illimitata, dovrebbero sempre precedere l'atto del coito. È proprio lì che si deve svolgere questa parte del primo atto di questo meraviglioso dramma o commedia in quattro atti, e se vengono omesse o trascurate, la commedia finirà in *tragedia, con tutti gli attori principali lasciati morti sul palcoscenico!*

La ragione principale, se non l'unica, per cui questa parte dell'atto supremo della vita coniugale non è sempre preludiata in questo modo è da ricercare in una *visione errata* del *significato* della *cerimonia nuziale* e in un'impressione sbagliata di ciò che conferisce alle parti che dicono "sì" alle sue prescrizioni. L'idea comune è che la pronuncia dei "voti matrimoniali" conferisca determinati *diritti* e imponga determinati *doveri* ai nuovi coniugi. Si pensa che tale cerimonia renda *giusti* alcuni atti che *altrimenti* sarebbero *sbagliati* e che stabilisca il *diritto* di intraprendere tali atti, *con o senza ulteriori consultazioni o consensi.* Rende l'amore una questione di *contratto*, qualcosa di *vincolato da promesse e pegni piuttosto che un'effusione libera e gratuita dell'anima.*

Il risultato è che, mentre prima della cerimonia di matrimonio l'uomo e la donna si preoccupano di fare tutto ciò che è in loro potere per accrescere, amplificare e mantenere l'amore reciproco, dopo che è stata concessa loro la "licenza" e che il ministro ha unito le loro mani e ha pregato su di loro - dopo questo, pensano entrambi di avere un "*vincolo*" l'uno con l'altro, di essere legati da un vincolo che non può essere spezzato, un vincolo così forte che non avrà bisogno di ulteriori cure, ma che "starà fermo" di sua spontanea volontà, e che quindi può essere lasciato libero di muoversi da solo dall'ora della sua proclamazione! Niente di *più lontano dalla verità.* Eppure è un sentimento e una convinzione comune tra i giovani sposi!

E non c'è da meravigliarsi che sia così. La forma stessa della cerimonia e del contratto di matrimonio tende a renderlo tale. Il fatto che il matrimonio sia nato come forma di schiavitù, e che ancora oggi permanga gran parte del suo status originario, tutto ciò tende a stabilire queste idee sbagliate riguardo alla proprietà, nella mente dei contraenti.

Né i mali che derivano da questa visione sbagliata del matrimonio sono tutti confinati da una parte della casa. Al contrario, sono equamente divisi tra mariti e mogli, come dimostrano alcuni esempi:

Una coppia era sposata da circa un anno. Non avevano figli, né c'erano prospettive di averne. Il marito cominciava a passare le serate fuori casa, lasciando la moglie da sola. Una sera, mentre si preparava a uscire, la moglie disse: "Cosa ti spinge a uscire la sera e a lasciarmi sola! Prima non lo facevi!". E il marito rispose:

"Ma come, ora non fai nulla per rendermi interessante! Una volta ti mettevi i vestiti più belli quando venivo a trovarti, ti sistemavi i capelli in modo ammaliante, avevi un sorriso per me che non si staccava, cantavi per me, mi leggevi, ti sedevi sulle mie ginocchia e mi accarezzavi e mi baciavi, e ora non fai mai niente del genere". E prima che potesse dire di più, la moglie rispose: "*Oh, ma ora siamo sposati ed è tuo dovere stare con me!*".

Che meraviglia che il marito sia uscito di casa, sbattendo la porta dietro di sé! La meraviglia è che sia mai tornato.

Ancora: Una donna laureata in un famoso college dell'Est, che aveva insegnato per diversi anni, che proveniva da una delle "prime famiglie" dell'Est ed era considerata una signora di altissima cultura e raffinatezza, sposò infine un uomo d'affari dell'Ovest. La notte di nozze, mentre si ritiravano, l'uomo posò la mano sulla spalla nuda della donna, che la scostò e disse: "Non essere disgustoso! Ti ho sposato perché ero stanca di prendermi cura di me stessa o di farmi curare dai miei parenti. Tu vali cinquantamila dollari e un terzo di tutto ciò è stato reso mio non appena il predicatore ha terminato la sua preghiera conclusiva, e tu non puoi farci niente! Questa è la verità, e noi siamo sposati, e tu puoi trarne il meglio!".

Sono entrambi racconti veritieri e non sono gli unici che si possono raccontare.

D'altra parte, a questi si affiancano gli atti di giovani mariti ignoranti e disattenti, che compiono atti scellerati nei confronti delle loro spose perché pensano che *la legge* e il *contratto* gliene diano il diritto! Non è necessario entrare nei dettagli. L'intero male è rivelato dalle parole della donna appena citata: "*Oh, ma ora siamo sposati*".

Queste testimonianze, e tutte quelle simili, portano ad osservare che il *matrimonio non conferisce alcun diritto, né alla sposa né allo sposo, nel senso più alto del termine.* Per quanto riguarda la sua osservanza esteriore e formale, il matrimonio è solo una sorta di protezione per la società che è cresciuta nel corso degli anni e che probabilmente è la cosa migliore, per il momento, visto che le cose stanno così. Ma bisogna capire bene che *non* potrà *mai* portare alla *vera felicità* se viene visto e utilizzato *solo* dal *punto di vista legale e formale. Il vero matrimonio si basa sull'amore reciproco; e l'amore reciproco non può mai essere scambiato o reso oggetto di accordi e contratti formali. Le* persone possono stipulare un contratto di convivenza e portare avanti fedelmente i loro accordi, *ma questo non è il matrimonio!* È semplicemente *prostituzione legalizzata, contrattazione e vendita, a fronte di un corrispettivo. È una bestemmia chiamarla con il sacro nome di matrimonio!*

È vero che Tennyson dice: "L'amore libero non sarà legato". Infatti non può esserlo! Deve rimanere per sempre libero, se rimane. E se le parti in causa cercano di legarlo, più catene, legami, pegni e accordi gli mettono addosso, prima e più velocemente sfuggirà a tutti i suoi vincoli e volerà via e *resterà lontano*!

E allora, per tornare al punto di partenza (perché abbiamo detto che non bisogna avere fretta), facciamo capire agli sposi che la chiave della felicità coniugale è *continuare a "corteggiarsi"*. Anzi, di fare in modo che il corteggiamento cresca sempre di più. Per tutta la durata della vita coniugale, non trascurate mai, e tanto meno dimenticate, di essere amanti e di mostrare, *con tutti i vostri atti*, che siete amanti, e grande sarà la vostra ricompensa. Non chiedetevi come fare! Sapete come fare, abbastanza bene. Fatelo!

E fate attenzione a *non* fare nulla che un amante attento non dovrebbe fare! Questa indicazione dovrebbe essere seguita sia dal marito che dalla moglie. Fatti bella per tuo marito, o moglie, e mantieniti tale. Per quanto riguarda il pubblico, gli amici o la società, date loro quello che potete di voi stesse, dopo aver dato al vostro amante tutto quello che potete dare a lui, o che lui può desiderare che voi diate. Non date a tutti e a tutto il resto, alla chiesa, alla società, al lavoro, ai figli, agli amici o altro, non date *tutta* voi stessa a questi, e lasciate che vostro marito "prenda quello che resta". Non fatelo, perché tenete al vostro successo e alla vostra felicità coniugale! Non dite: "Oh, ma ora siamo sposati", e lasciate che si faccia così!

I bellissimi e delicati fiori dell'amore coniugale devono essere guardati e curati con la massima attenzione, *continuamente,* sia dal marito che dalla moglie. Trattati in questo modo, non solo saranno profumati e deliziosi per tutti gli anni della vita coniugale; ma man mano che, uno dopo l'altro, i fiori perdono i loro petali e cambiano forma per dare vita a frutti deliziosi, man mano che questi cambiamenti avvengono, nuovi fiori più belli e più profumati continueranno fino alla fine della più lunga vita coniugale. Non dimenticatelo mai, né dubitate di questo, quando sperate di essere felici nel matrimonio! Tenete presente quanto qui detto e agite di conseguenza in *ogni momento, giorno*, notte e domenica.

Ora, se queste verità sono state inculcate a fondo, "calciate dentro" in modo così saldo e profondo che non potranno mai "staccarsi" o allontanarsi, andremo avanti.

Quindi, la *prima* parte di *ogni* atto di coito dovrebbe essere sempre un atto *di corteggiamento*, in cui *non ci* dovrebbe *essere fretta*, ma in cui le parti dovrebbero "*fare degli indugi*", come dice John Burroughs.

E va aggiunto che, per gli amanti sposati, il corteggiamento ha un ventaglio di possibilità molto più ampio di quello che ha per i non sposati. Prima del matrimonio, ci sono le convenzioni e i vestiti di mezzo! In seguito, nessuno di questi elementi deve essere in evidenza, e questo fa molta differenza, e tutto a favore dei migliori risultati, se usato correttamente e sfruttato al meglio. Non è necessario entrare nei dettagli (anche se ciò potrebbe essere fatto più avanti in questo scritto). Se gli amanti saranno liberi l'uno con l'altro sia da vestiti che da non vestiti; se ignoreranno completamente tutte le convenzioni e faranno con e per l'altro tutto ciò che i loro *impulsi* e le loro *inclinazioni* suggeriscono o i loro desideri sollecitano; se si abbandoneranno *con il massimo abbandono* ad accarezzarsi in tutti i modi possibili che *madre natura* ha messo alla loro portata; se si abbracceranno, si baceranno, si "coccoleranno" e "giocheranno l'uno con l'altro" proprio come vogliono fare - se lo faranno, senza *fretta* - allora, a tempo debito, eseguiranno con successo il *primo atto della grande opera* che stanno recitando; gli organi sessuali diventeranno pienamente pronti per l'unione che entrambi desiderano; il "flusso prostatico" si sarà aggiunto alla condizione di erezione del pene; le pareti della vagina e tutta l'area della vulva saranno ingrandite, morbide, flessibili e rese lisce e scivolose da un generosissimo apporto di "secrezione pre-coitale" e tutto sarà *perfettamente pronto* per la parte successiva dello spettacolo, cioè l'unione degli organi.

E qui diventa necessario dire qualcosa sulla posizione delle parti nel realizzare tale unione. Esiste un gran numero di posizioni possibili, alcune delle quali potranno essere annotate in seguito, ma qui si prenderà in considerazione solo quella più comune (si dice che ci siano più di quaranta posizioni diverse possibili in questo atto).

La posizione più comune è quella in cui la donna è distesa sulla schiena, con le gambe divaricate e le ginocchia sollevate in modo che l'angolo formato dalla parte superiore e inferiore della gamba sia inferiore a un angolo retto. La testa non deve essere troppo alta e non ci deve essere un cuscino sotto di essa.

Tra le sue braccia e tra le sue gambe aperte, mentre giace così, deve arrivare il suo amante. Il corpo di lui si troverà sopra e al di sopra di lei e *dovrà sostenersi sui gomiti e sulle ginocchia*, in modo che il peso di lei sia minimo o *nullo*. In questa posizione, faccia a faccia (e va notato che solo nella famiglia umana è possibile questa posizione di coito! Tra i semplici animali, il maschio è sempre sulla schiena della femmina. Essi - i semplici animali - non possono mai guardarsi negli occhi e baciarsi durante l'atto! Questa è un'altra differenza marcata e molto significativa tra gli esseri umani e tutti gli altri animali a questo proposito) è perfettamente naturale e facile che gli organi vadano insieme, se adeguatamente preparati, come descritto in precedenza. La donna deve anche appoggiare i talloni negli incavi delle gambe dell'amante e stringere il suo corpo con le braccia.

L'ingresso del pene nella vagina non deve essere troppo brusco, a meno che le circostanze non siano perfettamente favorevoli a questo incontro e la moglie non *desideri* che avvenga in questo modo. È giusto dire, però, che un ingresso così audace e marcato è spesso *molto desiderato dalla donna*, se la sua passione è stata pienamente risvegliata in questa fase dell'atto. Non di rado tale unione è per lei la più grande gioia, se tutto è favorevole alla sua realizzazione. Ma se l'incontro produce dolore, l'incontro deve essere dolce e lento, con il pene che si fa strada nella vagina per gradi, fino a quando, alla fine, non vi è interamente racchiuso. Una volta uniti felicemente, la vagina e la cavità uterina si espanderanno ulteriormente, fino a quando, a tempo debito, i due organi saranno perfettamente uniti, un'unica unità, *una sola,* nel senso più alto dell'unità.

Questo è il *secondo* atto di questa meravigliosa opera.

Una volta che gli organi sono ben uniti e perfettamente sistemati e adattati l'uno all'altro, inizia il *terzo* atto, cioè il *movimento degli organi: lo* scivolamento del pene avanti e indietro, in parte dentro e fuori dalla vagina, anche se questo non è il modo migliore per descrivere ciò che deve avvenire. In realtà, i *due* organi *dovrebbero* impegnarsi in questo movimento, che è *comune a entrambi.* Dovrebbero scivolare *reciprocamente* di qualche centimetro, avanti e indietro, e *ciascuna parte del movimento dovrebbe fare una buona metà.*

Spesso si pensa, sia da parte di un marito inesperto sia da parte di una moglie "innocente", che tutto il movimento debba partire dal marito, che debba far scivolare il pene dentro e fuori la vagina, mentre la donna deve stare ferma e *"lasciar fare tutto a lui"*. Si tratta però di un *grande* errore, che ha causato un'infinità di malesseri a un numero incalcolabile di mariti e mogli. E per i seguenti motivi:

Nella posizione appena descritta, se la moglie ha le braccia intorno al corpo dell'amante e i talloni nelle tasche delle ginocchia, mentre lui si sostiene con i gomiti e le ginocchia sopra e al di sopra di lei, *senza* appoggiare il suo peso su di lei, è perfettamente facile per lei sollevare i fianchi su e giù, o farli oscillare da un lato all'altro, o farli oscillare in un movimento circolare "round-and-round" , come può scegliere di fare. In questo modo può *dare origine alla* sua metà del movimento dentro e fuori, cosa che lei farà volentieri, *se le viene data la possibilità di farlo.* Se però l'uomo si sdraia pesantemente su di lei, tenendola ferma con il peso del suo corpo, la possibilità di un'azione del genere da parte di lei è impedita, con risultati disastrosi per entrambe le parti. Pertanto, in questa parte dell'atto, il marito dovrebbe prestare la *massima attenzione* a lasciare alla moglie la *piena e completa libertà* di muovere i fianchi come desidera e come richiede un climax di successo.

Ora, se la moglie viene lasciata libera di muoversi, come appena descritto, e il movimento dentro e fuori procede come dovrebbe, ciò che segue immediatamente varierà in grande misura. Così, il tempo necessario per raggiungere il culmine, o l'ultimo atto della performance, può essere di pochi secondi, o di diversi minuti, può richiedere solo una mezza dozzina di movimenti, o *diverse centinaia!* Tutto dipende dall'intensità delle passioni di marito e moglie, soprattutto di quest'ultima, e dalla loro abilità nel manipolare questa parte dell'atto.

L'effetto di questo movimento è quello di eccitare ulteriormente e distendere ancora di più tutti gli organi coinvolti. Normalmente, il movimento diventa sempre più veloce, i colpi diventano lunghi quanto la lunghezza degli organi lo permette senza separarli. Il flusso dei fluidi lubrificanti, da entrambi gli organi, diventa sempre più copioso, finché, tutto in una volta, si raggiunge l'orgasmo, o *quarto stadio!*

È difficile descrivere come sia questo orgasmo. Non c'è sensazione corporea che gli corrisponda, a meno che non si tratti di uno starnuto, che gli assomiglia solo perché è spontaneo e una sorta di spasmo nervoso (a volte si parla di uno starnuto come di un orgasmo). L'orgasmo sessuale è uno spasmo nervoso, o una serie di esplosioni nervose pulsanti che sfidano la descrizione. L'azione sfugge completamente al controllo della volontà, quando finalmente arriva, e la sensazione che produce è deliziosa oltre ogni dire. È l'apice di tutte le esperienze umane. Per un marito e una moglie raggiungere questo climax, esattamente nello stesso istante, è una consumazione che non potrà mai essere superata nella vita umana. È un obiettivo degno di essere perseguito da tutti i mariti e le mogli, per raggiungere questa suprema altezza delle possibilità sessuali.

Da parte dell'uomo, l'orgasmo getta lo sperma all'interno e intorno al tratto vaginale-uterino. La quantità di sperma così scaricata in un singolo orgasmo è di circa un cucchiaio, sufficiente a lavare e inondare interamente l'area in cui viene gettato. Il suo uso e la sua azione sono già stati descritti e non è necessario ripeterli in questa sede.

Da parte della donna, l'orgasmo non provoca alcuna emissione corrispondente di fluido, di qualsiasi tipo, che viene gettato fuori come lo sperma. Tuttavia, l'azione spasmodica delle parti sessuali, per quanto riguarda le esplosioni nervose, è esattamente come quella del partner. Palpitazioni si susseguono in tutta l'area sessuale; la bocca dell'utero si apre e si chiude convulsamente, la vagina si dilata e si contrae ripetutamente e la vulva subisce azioni simili. Le sensazioni sono tutte di natura deliziosa, l'intero corpo della donna viene elettrizzato, ancora e ancora, ancora e ancora, con piaceri inesprimibili. Questa, tuttavia, sembra essere l'intera missione dell'orgasmo nella donna. *Non ha nulla a che fare con il concepimento*, anche se molte persone, soprattutto giovani mariti che conoscono poco il fenomeno, credono che sia *essenziale* per la gravidanza. *Ma non è affatto così.* Tutto ciò che è necessario per ottenere il concepimento in una donna è la presenza dell'ovulo nell'utero e il suo incontro con lo sperma, che viene così fecondato. Per quanto riguarda la gravidanza, la *donna non* deve provare *alcun piacere* nell'atto del coito. Infatti, le donne sono state messe incinte procurandosi lo sperma fresco di un uomo e iniettandolo nella vagina con una normale siringa femminile!

La falsa idea, largamente prevalente, che di solito assume la forma che non c'è pericolo o possibilità di concepimento a meno che l'orgasmo non sia *simultaneo da parte dell'uomo e della donna*, ha fatto sì che molte donne siano rimaste incinte quando pensavano che tale risultato fosse impossibile, perché lei e il suo amante non avevano "speso" nello stesso istante. Per lo stesso motivo, molti giovani mariti hanno ingravidato la moglie quando meno se lo aspettavano, pensando che, poiché solo lui aveva provato l'orgasmo, il concepimento fosse impossibile.

Ancora, ci sono molti uomini e donne sposati che non sanno che è possibile per una donna provare un orgasmo! Chi scrive ha conosciuto una volta un caso di questo tipo, in cui marito e moglie, persone molto intelligenti e ben coltivate, hanno vissuto insieme per vent'anni, e da cui sono nati sei figli, che, alla fine di quel periodo, erano del tutto ignari di questa possibilità! In seguito l'hanno scoperta, per così dire, per caso e ne hanno goduto le delizie per molti anni. Ci sono alcune, sì, molte donne che non provano mai questa sensazione, ma di questo si dirà più avanti.

Tutti questi fenomeni sembrano indicare che, per quanto riguarda le donne, *l'orgasmo è interamente destinato alla loro gioia e al loro piacere*. *Non fa parte dell'atto del concepimento* e la sua unica funzione possibile, oltre a quella del piacere, è che, a causa delle sensazioni estremamente piacevoli che produce, possa attirare le donne a praticare il coito quando, se non fosse per questo fatto, non lo farebbero, e che quindi aumenti la possibilità che le donne diventino madri. In effetti, non c'è tentazione più forte per una donna di correre il rischio di rimanere incinta del suo desiderio di provare un orgasmo! Ma di questo parleremo più avanti.

Non appena l'orgasmo è terminato, si verifica un crollo totale del marito e della moglie. Sono veramente "spossati", una parola molto espressiva, che da sola può descrivere la loro condizione. Da parte dell'uomo, il pene, fino a quel momento robusto, diventa quasi istantaneamente flaccido e rattrappito, mentre tutti gli organi femminili diventano quiescenti. Un languore delizioso si impossessa di loro;

ogni nervo e fibra dell'intero corpo si rilassa e il desiderio di addormentarsi subito si fa strada irresistibilmente. La cosa da fare è sfruttare questo impulso naturale il prima possibile. Dovrebbero avere sempre a portata di mano un asciugamano o un tovagliolo con il quale prendersi cura dell'eccesso di emissione seminale che, non appena gli organi sono separati, fluirà, in maggiore o minore quantità, dalla vagina. Una parte dello stesso fluido rimarrà anche sul pene quando viene estratto. Il marito deve assorbire con l'asciugamano l'eccedenza che gli rimane, non appena gli organi si separano, e lasciare immediatamente la sua posizione sovrapposta, lasciando la moglie *perfettamente libera* di fare ciò che vuole. La donna deve sistemare l'asciugamano tra le cosce, esattamente come farebbe con un assorbente igienico, senza tentare di rimuovere l'eccesso di sperma in quel momento, e girarsi e andare a dormire *immediatamente*. (Si dice che se la donna va a dormire sulla *schiena*, dopo la cozione, aumenta la *probabilità di* rimanere incinta. Questo è un punto che le donne che desiderano fortemente la maternità dovrebbero tenere presente. Chi scrive conosce un caso in cui una moglie si è coricata sulla schiena per ventiquattro ore dopo la cozione ed è rimasta incinta dopo che tutti gli altri mezzi avevano fallito).

Ora, potrebbe sembrare che una tale negligenza, da parte della donna, nel rimuovere immediatamente lo sperma in eccesso, sia impura e antigienica. Ma questo non è affatto vero, e per questo motivo: Lo *sperma è un potente stimolante per tutti gli organi sessuali femminili e per l'intero corpo della donna.* Gli organi stessi assorbiranno quantità di sperma, se lasciati a contatto con esso, ed è molto salutare e benefico per loro e per la donna che lo facciano. È per questo motivo che molte donne aumentano di carne e addirittura ingrassano dopo essersi sposate e possono così avvalersi di questo *alimento salutare. In effetti, non c'è stimolante o calmante dei nervi che sia così potente per la donna come lo sperma.* Ci sono moltitudini di donne "nervose", persino isteriche, che si ristabiliscono e si mantengono in buona salute grazie agli effetti stimolanti di un coito soddisfacente e all'assorbimento dello sperma, quando entrambi questi elementi sono presenti alla perfezione. D'altra parte, ci sono molte donne che soffrono di ogni sorta di mali, quando questi fattori normalmente benefici vengono usati male o applicati in modo sbagliato. I risultati che ne derivano dipendono tutti dal modo in cui si compie l'atto e si utilizzano i suoi prodotti.

Quindi, una volta terminato l'atto di coizione, la donna deve mettere una "benda" al suo posto il più presto possibile e andare a dormire. Se dorme a lungo, tanto meglio, tanto più beneficerà della presenza dello sperma e del suo assorbimento. Quando si sveglia naturalmente, può bagnare la vulva con acqua tiepida, ma non è necessario né saggio cercare di pulire la vagina e il tratto uterino con una siringa vaginale. Soprattutto, non iniettate mai acqua fredda nella vagina, e soprattutto non fatelo subito dopo il coito. Alcune donne fanno l'iniezione di acqua fredda subito dopo il coito. Non c'è via più sicura per la cattiva salute e il suicidio finale. In questi momenti le parti sono congestionate dal sangue, e versare acqua *fredda* su di esse è come se, quando uno è grondante di sudore, dovesse immergersi in un bagno freddo. La natura ha preso saggi provvedimenti per prendersi cura di tutto lo sperma che rimane nella vagina. Lasciate le parti in pace, si puliranno e si cureranno da sole.

Questa è dunque una rassegna un po' estesa dell'atto del coito nella sua veste migliore e in modo generale. *La sua perfetta realizzazione è un'arte da coltivare, in cui l'esperienza può essere raggiunta solo attraverso una saggia osservazione, un attento studio di tutti i fattori coinvolti e un amorevole adattamento dei corpi, delle menti e delle anime di entrambe le parti all'atto.* Non è una *semplice funzione animale.* È un'*unione,* un'*unità* di "due *anime* con un solo pensiero, due cuori che battono come uno solo". Non c'è nulla di basso o di degradante in essa, quando è ciò che dovrebbe essere, quando è portata e vissuta al suo livello più alto e migliore. È *progettato da Dio, nato da Dio, donato da Dio!* Come tale dovrebbe essere accolto con gratitudine e *usato divinamente* da tutti i figli e le figlie degli uomini.

VII. LA PRIMA UNIONE

E ora, sebbene sia stato detto tanto, c'è ancora molto da dire, e che dovrebbe essere detto, per rendere giustizia all'argomento. Alcune di queste cose sono le seguenti:

Qualcosa in più va detto sulla seconda parte dell'atto del coito, l'unione degli organi, quando questa avviene per la *prima volta* da parte della donna.

Al primo incontro tra marito e moglie, se la donna è vergine, ci sono alcune condizioni che esistono, da parte sua, che non sono presenti negli incontri successivi, e che devono essere comprese e affrontate in modo corretto, altrimenti possono verificarsi i peggiori risultati.

Naturalmente, in questo primo incontro, tutti i preliminari prescritti come *primo* movimento dell'atto devono essere portati avanti al *massimo*. Non è eccessivo dire che questi dovrebbero essere prolungati per *alcuni giorni*! Non ti scandalizzare, giovane marito, di fronte a questa affermazione! Bene ha fatto Alexander Dumas, padre, a scrivere: "Oh, giovane marito, fai attenzione alle prime avances che fai alla tua sposa! Può darsi che lei si sottragga a ciò che sente che deve accadere; può darsi che si metta le mani sugli occhi per chiudere la vista; ma non dimenticare che è una donna, e quindi è piena di *curiosità*, in ogni circostanza! E potete essere certi che, anche se si accecherà con le mani mentre scala le vertiginose altezze su cui la state conducendo, nondimeno *sbircerà attraverso le dita!* Vi osserverà con gli occhi più critici e noterà ogni *vostra* dimostrazione di *egoismo o di errore! Quindi fate attenzione!* Potreste pensare di puntare la vostra freccia verso il sole. Fate in modo che non si incastri nel fango!". Belle parole queste, e da tenere in considerazione, qualunque cosa accada!

Di norma, se la sposa è vergine, è bene *lasciar passare molto tempo prima di dedicarsi al coito completo!* Un ritardo in questo caso porterà a una possibile velocità amorosa, in seguito. I giovani dovrebbero prendersi il tempo necessario per conoscersi meglio di prima, per abituarsi in un certo senso alla presenza scoperta l'uno dell'altro e alle nuove possibilità di "corteggiamento" e di "gioco insieme" che le loro nuove condizioni offrono. In ogni caso, il coito completo non dovrebbe essere tentato finché la sposa non è almeno *consenziente.* Se si riesce a renderla *ansiosa* dell'incontro, tanto meglio.

E così, con tutto il tempo necessario per prepararsi all'atto, si arriva alla prima unione degli organi per una coppia appena sposata, essendo la sposa vergine. E qui è necessaria una spiegazione.

La vulva, o parte esterna degli organi sessuali femminili, è un'apertura a forma di bocca, situata lateralmente tra la parte anteriore delle cosce. Per forma, dimensioni e struttura, assomiglia molto alle parti esterne della bocca vera e propria. Inizia proprio davanti all'ano e si estende in avanti, sopra l'osso pubico e un po' più su del ventre. La sua intera lunghezza laterale è di circa quattro o più centimetri.

Quest'organo è composto da diverse parti: Le labbra, o labbie, come sono tecnicamente chiamate, il clitoride e l'apertura vaginale. Le labbra sono in doppia fila, due per lato, e sono note come labiae major e labiae minor, cioè le labbra più spesse e quelle più sottili, o più grandi e più piccole. Si estendono per quasi tutta la lunghezza della vulva, le labbra esterne si ripiegano su quelle interne quando le cosce sono unite. Le parti esterne delle labbra più grandi sono ricoperte di peli. Per spessore e qualità queste labbra sono molto simili alle labbra del viso di ogni individuo, una bocca grande e labbra spesse indicano una vulva grande e labbra spesse e viceversa. Il clitoride è una ghiandola che si trova in avanti, nella parte superiore della vulva. Corrisponde quasi esattamente, per composizione e funzione, al glande dell'organo maschile. L'apertura vaginale si trova nella parte posteriore o inferiore della vulva e conduce direttamente alla vagina vera e propria.

Tutte queste parti sono composte da nervi molto sensibili e sono ricoperte da una pelle sottile, delicata ed estremamente sensibile, quasi identica a quella che riveste le guance e la bocca. Sia il clitoride che le labbra sono pieni di vasi sanguigni dilatabili e, in stato di tumescenza, si ingrandiscono notevolmente per l'afflusso di sangue nelle parti. Il clitoride, in questa condizione, subisce un ingrossamento, o "erezione", che è esattamente come quello del glande del pene. Per quanto riguarda la fisiologia di questa parte degli organi sessuali femminili, tutto ciò dovrebbe essere ben compreso da ogni sposa e sposo, sebbene spesso non lo sia.

Ora, allo stato vergine, la vulva ha un'altra parte, non ancora nominata, che è l'imene, o "testa di fanciulla", come viene comunemente chiamato. Si tratta di una membrana che cresce attraverso la parte anteriore o superiore dell'apertura vaginale, *chiudendo* così quasi tutta la parte della vulva. L'imene, tuttavia, non è sempre presente, anche in uno stato di indubbia verginità. A volte viene strappato durante l'infanzia dalle dita della bambina che "gioca con se stessa". A volte si rompe sollevandolo, altre volte si rompe con l'uso di una siringa femminile di grandi dimensioni. *Per tutti questi motivi, non è corretto concludere che una sposa non è vergine perché l'imene non è presente e in evidenza alla prima cozione.*

Molti giovani mariti e alcune giovani mogli ignorano completamente l'*esistenza dell'*imene e i problemi che può causare nella seconda parte dell'atto sessuale, durante il primo incontro. Questa membrana è spesso piuttosto dura e forte. È cresciuta rapidamente sulla parte inferiore del clitoride e sulle superfici interne delle piccole labbra, e copre così tanto l'apertura vaginale che è praticamente impossibile per il pene eretto entrare nella vagina finché è presente. Ora, se in queste condizioni gli sposi (soprattutto quest'ultimo) ignorano la reale costruzione delle parti e cercano di unire gli organi, troveranno l'unione ostacolata, se non impossibile; e se l'uomo, perplesso, impaziente e spinto dalla passione, *forzasse* un ingresso frettoloso nella vagina, rompendo l'imene senza pietà, ferirebbe la donna in modo crudele, probabilmente facendola *sanguinare* liberamente dalle parti ferite e scioccandola gravemente! Tutto ciò sarebbe un punto a sfavore del marito, lo marchierebbe come un bruto o un pasticcione, e tenderebbe a far sì che la sua "freccia puntata dal sole si conficchi nel fango".

La cosa da fare in questo caso è, prima di tutto, conoscere la situazione, parlarne e, con attenzione e delicatezza, fare il meglio che si possa fare. Se le condizioni sono pienamente comprese dagli sposi, in quasi tutti i casi, lavorando e muovendosi insieme con attenzione, possono superare l'ostacolo, rimuovere l'imene con poco o nessun dolore o perdita di sangue.

Infatti, quando arriva il momento dell'incontro, se tutti i fatti sono noti, e il marito tiene il suo pene eretto fermo e stabile contro l'imene, la sposa lo premerà a tal punto, e si "dimenerà", che *con i suoi stessi movimenti* romperà la membrana e se ne libererà. Sa quanto dolore può sopportare e quando la pressione è troppo forte può alleviarla con la sua stessa azione! In ogni caso, ciò che viene fatto lo *fa* lei stessa, e così non può mai accusare il marito!

È raro il caso in cui, grazie alla volontà, al desiderio e allo sforzo reciproco di rimuovere l'ostruzione, questa non possa essere eliminata con soddisfazione di entrambi gli sposi. Tuttavia, se gli sforzi accurati e ben eseguiti non riescono a rimuoverlo, è opportuno rivolgersi a un chirurgo che, con un'operazione molto semplice e quasi indolore, può eliminare la difficoltà. Ma mai, *no, mai*, dovrebbe essere strappato brutalmente con la forza del marito e senza la piena volontà della moglie. *Ricordatelo bene.* In effetti, la cosa più saggia e pratica che ogni sposa dovrebbe fare è recarsi da un chirurgo qualche giorno prima del matrimonio e farsi rimuovere l'imene. L'operazione è quasi indolore ed è molto semplice da eseguire. Tuttavia, questa operazione potrebbe sollevare un dubbio di verginità da parte del marito e quindi è un punto su cui fare attenzione!

L'atto di rimuovere l'imene viene spesso definito "deflorazione", ovvero lo strappo di un fiore. Il termine non è fortunato. Con la rimozione dell'imene non si toglie nulla di utile, ma si acquisisce molto di utile. Un organo che ha superato l'utilità che poteva avere un tempo è stato rimosso, e la sua scomparsa ha reso possibili nuovi e bellissimi usi nella vita. Se questo è avvenuto grazie al desiderio e allo sforzo reciproco degli sposi, è motivo di gioia e non di dolore, di gioia e non di lutto. Si può piangere per la rimozione dell'appendice vermiforme come per la distruzione dell'imene.

Superato giustamente questo ostacolo, il secondo atto del coito non offre alcuna situazione che richieda ulteriori osservazioni o spiegazioni.

E ora qualche parola sulle probabilità di concepimento derivanti dal coito e su alcune questioni che sono strettamente correlate.

In primo luogo, ogni marito e ogni moglie sani e benestanti dovrebbero desiderare di avere figli e dovrebbero agire in conformità a tale desiderio. Questo non solo è in armonia con lo scopo primario del sesso nella famiglia umana, ma è una risposta a una richiesta naturale dell'anima umana, sia nell'uomo che nella donna. Come Bernard Shaw fa dire a Jack Tanner: "C'è un cuore di padre e un cuore di madre" e *la genitorialità è il desiderio supremo di tutti gli uomini e le donne normali e integri.* Non è un "istinto", ma qualcosa di molto superiore a questa qualità.

La genitorialità tra i semplici animali è il risultato dell'istinto, e solo di quello, ma non è così nella razza umana. Gli esseri umani desiderano naturalmente crearsi una casa, e una casa, nel senso più completo del termine, significa *figli* e una "cerchia familiare". Questo è un aspetto che gli animali non conoscono. Le madri degli animali dimenticano e ignorano i loro figli non appena vengono svezzati; e i padri degli animali, in molti casi, li uccidono non appena nascono, se ne hanno la possibilità. Questi fatti dimostrano che la paternità, nella famiglia umana, è qualcosa di molto più che nel resto del regno animale. In effetti, l'intera questione di paragonare questa qualità, come esiste nell'umanità, con quella degli animali semplicemente, è solo una continuazione dell'abominio simile di paragonare le funzioni sessuali di queste due forme di vita. Nella vera essenza dell'esistenza, non sono in alcun modo paragonabili; e renderlo tale non è solo una follia, ma si avvicina a un vero e proprio crimine. I risultati di questo approccio portano certamente al crimine.

Fondamentalmente, quindi, quasi tutti gli uomini e le donne si sposano con lo scopo e la speranza di avere una famiglia di figli. Possono anche non dirlo, possono anche non riconoscerlo, nemmeno tra di loro o a se stessi; ma se le persone sposate scoprono di *non poter* generare, è una fonte di indicibile rammarico per entrambi. In questi casi, il desiderio intrinseco di genitorialità "grida forte e non risparmia". Una donna "sterile" piange molto la sua incapacità e versa lacrime amare per questo fatto, se è veramente umana; e un uomo "impotente" sarà praticamente disprezzato da tutti coloro che sono consapevoli della sua incapacità.

Eppure, anche se tutti gli uomini e le donne normali desiderano avere figli, è giusto che desiderino averli *quando li vogliono* e *quando* li vogliono, e non *quando capita che arrivino! Cioè*, le persone sensate e riflessive, che pianificano in modo definitivo il futuro, vogliono che l'arrivo dei figli sia un affare *deliberato e* non *casuale*.

Questo non solo è come dovrebbe essere, ma è davvero l'unico modo giusto in cui i bambini dovrebbero essere generati e nati. Questa affermazione richiede alcune parole speciali sul diritto dei genitori di regolare la produzione della prole.

In alcuni ambienti si parla molto del "suicidio della razza" e della malvagità di limitare deliberatamente il numero di figli in una famiglia. Tali discorsi e scritti suscitano ansiosi interrogativi nelle menti di giovani uomini e donne sposati e coscienziosi che desiderano fare la cosa giusta, ma sono incerti su quale sia la cosa giusta:

Molti anni fa, un filosofo e statista inglese, Malthus per l'appunto, scoprì e annunciò il fatto che il tasso di incremento naturale della razza umana era diverse volte superiore a quello della possibile produzione di cibo per il suo sostentamento. In termini scientifici, la sua affermazione era che "il tasso di incremento dell'umanità è in rapporto geometrico, mentre il tasso di incremento della possibile disponibilità di cibo è in rapporto aritmetico". Partendo da questa base, egli ragionò sul fatto che, a meno che il surplus di produzione umana non fosse in qualche modo tagliato e distrutto, l'intera razza umana alla fine avrebbe richiesto più cibo di quanto fosse possibile produrne; e così, a tempo debito, l'intera razza sarebbe morta di fame!

Poi ha continuato a sostenere che lo scopo delle malattie, della peste, delle pestilenze, delle carestie, della povertà e delle guerre era quello di tagliare e distruggere il *surplus dell'*umanità, e che quindi tutti questi presunti mali erano in realtà benedizioni mascherate, e che *sarebbe stato sbagliato interferire* con la loro opera realmente benefica! Si potrebbero scrivere volumi, e non potrebbero raccontare la metà della miseria e del male che la promulgazione di questa dottrina ha causato al mondo civilizzato, ma non c'è spazio qui per fornire tali dettagli; né è necessario farlo, anche se la dichiarazione della dottrina doveva essere fatta per preparare ciò che seguirà.

Ora, non è molto più ragionevole supporre che, *dal momento che è stata data loro la possibilità di determinare il numero di figli che un marito e una moglie possono generare*; che, dal momento che tale risultato può essere, per loro, una questione di *scelta*, di *esercizio della volontà* e non di *cieco istinto* - *in base a* queste circostanze, che indubbiamente esistono tutte, non è molto più ragionevole credere che lo *scopo del Creatore sia* quello di limitare il numero di esseri umani nel mondo attraverso il *contenimento del tasso di natalità*, piuttosto che attraverso l'*uccisione di quelli in eccesso* dopo la loro nascita?

Qualsiasi uomo o donna intelligente può dare una sola risposta a questa domanda.

Questi fatti, dunque, stabiliscono la *giustezza della determinazione del numero e delle dimensioni della famiglia da parte di ogni marito e moglie*. Ma questo non significa che essi debbano astenersi completamente dalla convivenza, per evitare di avere figli! Questa fase dell'argomentazione è già stata esaminata ed eliminata. Ma significa che i mariti e le mogli hanno il diritto di usare, per limitare il numero di figli, i mezzi più opportuni per tutelare gli interessi di tutte le parti coinvolte: loro stessi, la loro situazione, i figli nati o non nati, lo Stato , la nazione. Gli sposi devono essere ben convinti e consolidati nella loro mente su questi punti, il più presto possibile nella loro relazione. Dovrebbero esserlo fin dall'inizio, *e* devono esserlo per ottenere i migliori risultati.

Si pone quindi il problema: Come si può determinare in modo così deliberato e intenzionale il numero di figli che un marito e una moglie possono avere?

La risposta è che *non si può ottenere con una convivenza disattenta e casuale!* Al contrario, può essere raggiunto solo con i processi più *attenti* e *vigili* di coito, con la *piena conoscenza* dei fatti fisiologici e agendo *sempre* in accordo con essi. Non è una strada da percorrere con leggerezza, ma è una strada che vale la pena di percorrere, nonostante tutto.

A questo proposito, va detto che tutti gli uomini e le donne sani e intelligenti concordano sul fatto che qualsiasi cosa si avvicini all'*infanticidio* è un crimine e che l'aborto, se non per salvare la vita della madre, è praticamente un omicidio.

Ma se tutto questo è vero, impedire il contatto di due germi che, se permessi di unirsi, potrebbero dare origine a una forma umana vivente, è un'*altra cosa*.

È solo questo aspetto della situazione che verrà preso in considerazione nel seguito.

Ora, come è già stato dimostrato, gli elementi essenziali per il concepimento consistono nella presenza dell'ovulo nell'utero e nel suo incontro con lo sperma. Il corollario di ciò è che ogni volta che queste coincidenze si verificano, c'è la *possibilità di un* concepimento.

Ma in tutti i casi *normali*, l'ovulo passa nell'utero solo una volta ogni ventotto giorni; e, di norma, rimane nell'utero solo per circa la metà di questo periodo di tempo, cioè per circa 14 o 15 giorni in ogni mese. E così, poiché il flusso mestruale cessa dopo circa cinque giorni dal suo inizio, in circa dieci giorni *dalla* sua cessazione l'ovulo sarà uscito dall'utero, e quindi quell'organo non contiene nulla di inespugnabile. In queste condizioni, lo sperma può essere depositato nell'utero, senza pericolo di impregnazione. Si tratta di una proposizione semplice e facile da capire se conosciuta.

Tuttavia, va detto che queste condizioni *generalmente comuni non si verificano sempre,* cioè *non sono* vere per *tutte le* donne. Ci sono donne che concepiscono in *qualsiasi* momento del mese, se ne hanno la possibilità. La ragione fisiologica di questa possibilità sarebbe la seguente: Nelle ovaie sono sempre presenti ovuli, in diversi stadi di sviluppo. Normalmente, solo una volta al mese uno di questi passa nell'utero; ma, in casi eccezionali, a volte questi ovuli sono così parzialmente trattenuti nelle ovaie che, sotto l'eccitazione del coito, e poiché tutte queste parti si dilatano molto durante l'atto, un ovulo può sfuggire ai suoi ormeggi, in tali condizioni, passare nell'utero in un momento inopportuno, incontrare lo sperma e ottenere una gravidanza. Questi sono i fatti *in alcuni casi.*

Come possono, allora, marito e moglie dire come è, o sarà, nel *loro* caso specifico?

La risposta è che lo si può capire solo provando, e questo va fatto come segue:

Il *primo* incontro sessuale tra gli sposi *non* dovrebbe avvenire prima di almeno *dieci giorni dalla cessazione del flusso mestruale della sposa! Questa è una regola che non dovrebbe mai essere violata* se le parti desiderano "testare" la reale condizione di "tempo libero" della sposa. Ci sono molte probabilità su una che *abbia* questo margine di manovra; ma il fatto può essere stabilito solo "provando" e questo *non può essere* fatto se si corre il *rischio.* Questa è la regola numero uno.

Per questo motivo, è bene che la sposa fissi il giorno delle nozze e, se possibile, che lo collochi durante il probabile periodo di immunità. E quanto più è possibile avvicinare questo giorno all'*inizio del* periodo di libertà dal pericolo di gravidanza, tanto meglio sarà. Infatti, se dovesse accadere che il primo coito avvenga solo un *giorno o due prima della* scadenza di un altro "mensile", tale eccitazione potrebbe accelerare il passaggio dell'ovulo quasi maturo nell'utero e il concepimento potrebbe avvenire. In questo caso, "tutto il grasso sarebbe nel fuoco", nulla sarebbe provato e le parti sarebbero quanto mai ignoranti riguardo ai fatti del *loro* caso.

E così, il *primo* incontro sessuale tra una sposa e uno sposo non dovrebbe avvenire *prima* di *dieci giorni dalla cessazione del flusso mestruale e non più tardi di tre giorni prima della scadenza del prossimo mese. Scrivete questo come regola numero due, da non violare mai.*

Se il matrimonio avviene prima che arrivi questo periodo di probabile immunità da parte della sposa, l'unica cosa sicura da fare è "aspettare pazientemente" che arrivi questo momento. Questo può "richiedere forza d'animo" da parte di entrambe le parti, ma è l'unica cosa sicura da fare. E fare proprio questo ripagherà ampiamente l'attesa. Chi scrive conosce un caso in cui il matrimonio ha avuto luogo solo tre giorni prima della scadenza del prossimo mensile della sposa, e lei e il marito hanno aspettato più di *due settimane* prima di incontrarsi sessualmente! Ma l'attesa è stata ripagata, perché così facendo hanno dimostrato che la sposa aveva *due settimane* di "*tempo libero*" in *ogni mese, e questo è valso tutto il costo della scoperta! Prendete tempo!*

E ora aggiungiamo che è un grande risultato per un marito e una moglie essere liberi dal timore di una gravidanza come risultato del coito. Questo è mille volte più vero per la donna che per l'uomo, perché è lei che deve sopportare il peso di ciò che segue, se segue. Il marito può "fare l'atto" e andare per i fatti suoi. La moglie, se "il seme fertile" attecchisce, ha davanti a sé mesi di cure e di ansie, e rischia la sua stessa vita per quello che può accadere. Per queste ragioni, ha il *diritto di dettare tutte le condizioni che* possono portarla a diventare madre. *Ma deve farlo nel pieno rispetto del marito, nell'amore, nella vera femminilità.* A questo proposito, non mancate di leggere "The Helpmate", di May Sinclair. È una storia che nessuna sposa e nessuno sposo dovrebbe mancare di leggere e studiare attentamente su .

L'intero argomento su come praticare un coito soddisfacente ed evitare una gravidanza può essere riassunto come segue: "Il raggiungimento di tale condizione merita gli sforzi più attenti, seri e onestamente dolorosi. Infatti, se non si raggiunge tale condizione, la sua mancanza sarà fonte di infinite contese e divergenze tra marito e moglie. Porterà a gelosie, litigi e ogni sorta di guai coniugali. Ma una volta che la situazione è stata padroneggiata, con il più amorevole e accurato dei metodi scientifici di procedura, è certo che ne deriverà una vita coniugale felice. Altrimenti, lo "stato coniugale" sarà sempre in una condizione di "equilibrio instabile". Perciò, ogni sposa e ogni sposo devono iniziare, *fin dal primo momento*, a cercare di stabilire la realizzazione tanto desiderata. Se si desidera approfondire l'argomento, si consiglia di consultare un medico di fiducia.

VIII. L'ARTE DI AMARE

E c'è ancora molto da dire! Non è forse scritto che "L'arte è lunga!". *E l'Arte dell'Amore è la più lunga di tutte le arti, e la più difficile di tutte per la sua completa padronanza e il suo raggiungimento!*

È una disgrazia, ma anche un evento non infrequente, che gli organi sessuali di marito e moglie *non siano ben assortiti* e che ne derivino problemi, a volte di natura molto grave. Quando si scopre questa condizione, è necessario trattarla in modo sano e saggio, e le possibilità di superare la difficoltà sono molte a una, con piena soddisfazione di entrambe le parti interessate.

In questi casi, l'errore di accoppiamento deriva solitamente dal fatto che il pene del marito è troppo lungo per la vagina della moglie. È molto probabile che ciò accada quando la moglie è di tipo "smilzo", con una bocca piccola e dita corte, mentre il marito è "gagliardo", con una bocca larga e dita lunghe. Si tratta di fatti che dovrebbero essere presi in considerazione prima del matrimonio e che dovrebbero contribuire a determinare se le parti sono "adatte" l'una all'altra. *Sarebbero* considerati in questo modo anche se fossero generalmente conosciuti, ma sicuramente non lo sono. Ecco un altro punto in cui l'ignoranza e l'"innocenza" entrano in gioco e creano problemi nella vita matrimoniale!

In questo caso, il pene troppo lungo, quando è completamente inserito nella vagina troppo corta, e soprattutto quando, al momento dell'orgasmo, i due organi si accalcano vigorosamente, come l'impulso di entrambe le parti richiede che sia in questa parte dell'atto, l'estremità del pene viene spinta contro le pareti posteriori della vagina, spesso furiosamente, allungando e sforzando così il passaggio vaginale in senso longitudinale, premendo contro l'utero in modo innaturale e non di rado spingendolo fuori posto e talvolta rompendo seriamente il tratto uterino, causando così ogni sorta di risultati sfortunati e da rimpiangere.

A causa di questo pericolo, il primo incontro tra marito e moglie deve avvenire con la massima attenzione, soprattutto nella *seconda* parte dell'atto, la prima unione degli organi. Questo è l'unico modo per determinare, in ogni caso, come gli organi si "incastreranno", e saranno felici le parti se tale incastro risulterà perfetto!

Ma se dovesse risultare che c'è un disallineamento, della natura appena descritta, le condizioni possono essere aggiustate se si usano i mezzi giusti.

(Prima di raccontare questo, però, è bene precisare che le dimensioni relative degli organi sessuali non possono mai essere giudicate appieno dalle dimensioni del corpo di un uomo o di una donna. Molti uomini piccoli hanno un pene anormalmente grande e lungo, e molte donne piccole hanno una vulva grande e una vagina lunga; e il contrario di tutto questo è vero, nel caso di molti uomini e donne. Queste voci nel conteggio sono tra le cose che non possono essere conosciute con certezza se non attraverso una prova reale, e questo non è possibile, per come stanno le cose ora).

Quindi, se in un determinato caso si riscontra un "errore di corrispondenza", si può provvedere, nella maggior parte dei casi, nel modo seguente:

Invece di assumere la posizione per il coito già descritta - la donna supina e l'uomo sopra di lei - si faccia *così*: Che l'uomo si sdrai sul fianco sinistro, o in parte sul fianco sinistro e in parte sulla schiena, di fronte alla donna, con la gamba sinistra tirata su in modo che la coscia faccia un angolo di 45 gradi con il corpo e il ginocchio piegato all'incirca allo stesso angolo. Ora lasciate che la donna, sdraiata sul fianco destro, si metta in braccio a lui, in questo modo: Posizionare l'anca destra nell'angolo formato dalla coscia sinistra del marito e il suo corpo, in modo che *la gamba sinistra di lui* sostenga l'*anca di lei*, stando sotto di essa; mettere la gamba destra tra le gambe di lui, gettare la gamba sinistra sopra la gamba destra di lui, mettere il braccio destro intorno al collo di lui, e il braccio sinistro di lei deve essere posto attraverso il corpo di lui sotto il braccio destro di lui. Il braccio sinistro di lui deve essere posizionato intorno alla vita di lei dal basso, mentre il braccio destro deve essere lasciato libero di muoversi sul corpo di lei, a sua scelta. In *questa posizione*, i fianchi dell'uomo formano una sorta di sella su cui la donna "sale" facilmente, naturalmente e con il massimo comfort; mentre l'uomo, con tutto il corpo sostenuto dal letto, mentre è sdraiato, sarà perfettamente a suo agio e potrà mantenere la posizione molto più a lungo, senza stancarsi, di quanto potrebbe fare se sopra la donna, sostenendosi con i gomiti e le ginocchia, e con le braccia della donna intorno alla sua vita, sollevando così il suo corpo e aggiungendo il suo peso a quello di lei, che deve essere sostenuto da lui. Un attimo di riflessione rivelerà il fatto che questa posizione ha molti punti a suo favore, oltre a quello della forma uomo-superiore. La donna, in questa posizione, non è completamente superiore, ma si trova in parte sul fianco destro e in parte sulla pancia. Tutto il suo peso poggia sul corpo del marito, ma il peso di quest'ultimo non lo affatica, poiché il letto sottostante li sostiene facilmente entrambi.

Ora, in questa posizione, gli organi sessuali vengono avvicinati e la loro unione si realizza facilmente. Ma vedete! *Ora è la donna*, e non *l'uomo*, ad avere il *pieno controllo* di questo incontro e a poterlo regolare a *suo piacimento* o secondo le *sue esigenze*. I suoi fianchi sono perfettamente liberi di muoversi verso, o da, quelli dell'uomo; e così *lei può determinare quanto o quanto poco del pene di lui deve entrare nella sua vagina!* E se il pene di lui è troppo lungo per lei, può adeguare la sua azione a questo fatto!

Per quanto riguarda l'uomo, la sua soddisfazione sarà del tutto uguale, se non superiore, a quella che avrebbe se si trovasse nell'altra posizione. La facilità offerta al suo corpo e il fatto che non deve temere di ferire la donna, saranno per lui un piacere di vero valore, che contribuirà alla sua delizia tanto quanto a quella della donna tra le sue braccia. Il movimento dentro e fuori è facile da eseguire in questa posizione come nell'altra; e al momento del culmine, gli organi di possono essere affollati appassionatamente, sempre senza ferire la donna. Infatti, essendo libera di muoversi, può curvare i fianchi in modo tale che l'osso pelvico, il *mons veneris*, come viene tecnicamente chiamato, riceva la maggior parte della pressione, e allo stesso tempo l'angolo che viene così creato dalle posizioni relative della vagina e del pene impedirà a quest'ultimo di penetrare troppo nella vagina, proteggendo così le sue pareti posteriori e l'utero da ogni pericolo di danno. L'orgasmo è perfetto in questa posizione come nell'altra. È altrettanto *naturale* quanto l'altra posizione, e deve solo essere provata per dimostrarne la validità.

E ora un altro punto. (Curioso come questi dettagli si protraggano da soli. Ma non c'è niente da fare. Dobbiamo continuare, ora che abbiamo iniziato).

Una causa molto frequente di insoddisfazione coniugale è la *differenza di tempo* che il marito e la moglie impiegano per raggiungere il climax, l'orgasmo. Come è già stato notato, il massimo piacere nell'atto avviene quando questo climax è simultaneo, arriva esattamente nello stesso istante per entrambe le parti. Ma non è sempre facile ottenere questo risultato, per questo motivo è necessario fare riferimento a quanto segue:

Di norma, le donne sono più lente nel raggiungere l'orgasmo rispetto agli uomini. Non è sempre così, ma in genere è così. Alcune mogli sono così appassionate che "passano" più volte rispetto al marito una volta sola! L'autore conosce un caso in cui la moglie raggiunge regolarmente l'orgasmo quattro o cinque volte, mentre il marito una volta sola. Si tratta di una moglie adorabile e di una donna altamente realizzata, in nessun senso "carnosa" o "mondana". La situazione è che i suoi organi sessuali sono estremamente sensibili, mentre quelli del marito sono l'opposto, sono "temporizzati" in modo diverso, tutto qui. Il caso è raro e, di norma, le donne hanno un "tempo" più lento degli uomini.

Inoltre, dopo che l'uomo ha superato l'orgasmo, nella maggior parte dei casi è impossibile per lui continuare l'atto, proprio in quel momento, e portare la donna al climax, se lei non è ancora arrivata, dal momento che, con l'espulsione dello sperma, di solito avviene subito la detumescenza del pene, e l'organo è incapace di eccitare la donna in questa condizione. Quindi, se il marito "si spegne" *per primo*, non c'è possibilità che la moglie raggiunga il climax in quell'abbraccio. Questo la lascia insoddisfatta, tutti i suoi organi sessuali sono congestionati e l'intera situazione è insoddisfacente, all'estremo. Se invece è la moglie a raggiungere per prima l'orgasmo, la sua vulva e la sua vagina si staccano poco e molto lentamente, per cui è perfettamente possibile per il marito continuare la sua azione e raggiungere il climax, anche se la sua compagna ha già "speso".

In queste condizioni è facile capire che, se la moglie è molto più lenta del marito, come spesso accade, il coito rischia di essere un affare unilaterale, in cui il *marito ottiene tutte le soddisfazioni e la moglie poche o* nessuna: una *situazione molto spiacevole per entrambe le parti, ma soprattutto per la moglie.* Chi scrive ha conosciuto un caso in cui marito e moglie vivevano insieme per celebrare le nozze d'oro, e la moglie non ha mai provato un orgasmo, nonostante il marito abbia convissuto con lei diverse volte al mese, per la maggior parte della loro vita matrimoniale. Non c'era una buona ragione per cui questo dovesse accadere, solo che il marito era "veloce nell'azione" e la moglie un po' lenta, e non avevano mai sincronizzato le loro differenze temporali. La cara vecchia signora morì a novant'anni, senza aver mai conosciuto una gioia che, fin dalla prima notte di nozze, aveva desiderato. Sia il marito che la moglie erano persone eccellenti. *Semplicemente non sapevano!* Uno era ignorante e l'altro innocente, ed ecco di nuovo!

La cosa da fare, in queste circostanze, è che le parti si "mettano d'accordo". Il modo per farlo è, innanzitutto, *prolungare la PRIMA parte dell'*atto, fino a quando la moglie non solo ha raggiunto, ma addirittura *superato il* marito nello stato di passione. Per raggiungere questa condizione, *il marito dovrebbe usare ogni mezzo per stimolare la natura sessuale della moglie e aumentare il suo desiderio di coizione.* Ecco alcune cose che può fare e che tenderanno a produrre questi risultati:

Il seno di una donna è direttamente collegato a tutti i nervi riproduttivi. Questo vale soprattutto per i capezzoli. Toccarli significa eccitare direttamente tutti gli organi sessuali. Anche le labbra e la lingua sono nervosamente connesse con queste parti vitali e, quindi, se il marito "gioca" con i seni della moglie, in particolare con i capezzoli, manipolandoli con le dita o, meglio ancora, con le labbra e la lingua - allo stesso tempo, se le accarezza la vulva con le dita, in particolare il clitoride, *e se lei lo incoraggia a farlo,* tenendosi il seno con una mano, scuotendolo mentre il capezzolo è tra le labbra del suo amante; se, sdraiata supina, con il marito alla sua destra e il braccio sinistro intorno alla vita, divarica le gambe, aprendo così al massimo la vulva, e ondeggia i fianchi, alzandoli e abbassandoli di tanto in tanto; e, dato che ha una mano libera, se con questa prende il pene del marito e ci "gioca" come l'amante gioca con la sua vulva - se lo fanno, sono rari i casi in cui la passione non cresca nella moglie fino a raggiungere quasi ogni misura desiderabile. Con questo "corteggiamento", tutte le parti si allargheranno, la secrezione pre-coitale fluirà in abbondanza e, a tempo debito, tutto sarà pronto per la seconda parte dell'atto. Questa parte del coito è davvero una delle più piacevoli dell'intero spettacolo.

Se per caso la secrezione pre-coitale tarda a comparire da parte della moglie, cosicché la vulva è asciutta quando il marito la accarezza, lascia che inumidisca la parte con la saliva dalla bocca. A tal fine, si inumidisca le *dita* dalla bocca e le trasferisca sulla vulva, per poi procedere con le carezze. Questo inumidimento della vulva con la saliva può essere ripetuto *più* volte, *se necessario*, sempre fino a quando il flusso di liquido pre-coitale dalle parti stesse rende inutile qualsiasi ulteriore inumidimento. *Accarezzare la vulva asciutta servirà a poco per suscitare la passione o per produrre il flusso pre-coitale* . Ma se le parti vengono inumidite, come indicato sopra, si otterranno entrambi i risultati desiderati, tranne in casi *molto* rari.

E che nessuno commetta l'errore di pensare che inumidire la vulva con la saliva sia sconveniente o antigienico. Non è né l'uno né l'altro. Al contrario, è il modo in cui la natura aiuta a perfezionare un atto che, se non fosse stato aiutato tempestivamente, non sarebbe mai andato a buon fine. Come è già stato notato, dal punto di vista chimico la saliva e il liquido precoitale sono quasi identici. Entrambi sono una secrezione naturale di una membrana mucosa, hanno una reazione alcalina, il loro scopo originario è la lubrificazione e, di fatto, la saliva è un'applicazione naturale per le labbra della vulva come per l'interno della bocca o della gola. A dire il vero, la pratica di applicare la saliva sui genitali prima del coito è molto diffusa, tanto da poter essere considerata quasi istintiva. Se ne parla qui solo per eliminare qualsiasi pregiudizio che potrebbe albergare nella mente sofisticata del lettore. Questo uso della saliva non è più da deprecare di quanto non lo sia la sua applicazione in cento altri modi, come inumidire le dita per girare una foglia, o "leccarsi" le dita dopo aver mangiato una caramella. L'uso di questo fluido della bocca potrebbe essere condannato dai "troppo gentili", ma è universalmente praticato, e non è né sgradevole né antigienico.

A volte si raccomanda di usare una qualche forma di olio, come l'olio dolce o la vaselina, come unguento per ungere le parti prima di praticare il coito, ma questa pratica non può essere raccomandata. L'olio non è un prodotto naturale delle parti su cui viene applicato, è chimicamente diverso dalle loro secrezioni, e spalmare gli organi delicati con un fluido estraneo alla loro natura è imprudente, antigienico, per non dire sporco. È come ungere la bocca per far scivolare facilmente il cibo. È facile capire come l'applicazione di un tale unguento alla bocca possa alterare il gusto, ottundere i nervi della sensazione e interferire notevolmente con gli usi nativi e salutari della cavità orale.

Non abbiate quindi paura o vergogna di usare la saliva per preparare la vulva e la vagina ad accogliere il loro compagno naturale.

E così, per tornare al punto di partenza, se la moglie è più lenta del marito, la sua passione può essere notevolmente aumentata dalla manipolazione appena descritta. Anzi, si può facilmente arrivare a un livello tale - le labbra e la lingua che giocano con il capezzolo e le dita che accarezzano la vulva - da portare la donna all'orgasmo senza l'unione degli organi! Si tratta di una forma di masturbazione (questa parola ha un cattivo significato, ma è una buona parola, come si vedrà tra poco, e ha i suoi usi legittimi; ma, come preparazione alla coizione, non dovrebbe essere portata oltre l'essenziale per portare la passione ritardata della donna a una tensione pari a quella del suo amante). Alcune settimane o mesi di pratica permetteranno a una moglie di determinare quanto questa forma di "corteggiamento" la porterà al punto di eccitazione desiderato; e, quando questo punto è raggiunto, dovrebbe invitare il marito a "venire sopra", se la prima posizione deve essere adottata per il resto dell'atto; oppure, dovrebbe gettarsi tra le braccia dell'amante, se viene usata la seconda posizione.

Ancora un po': se, dopo essersi messa in una posizione o nell'altra, alla moglie sembra di non essere ancora al passo con il marito per quanto riguarda l'intensità della passione, cerchi *ancora* di farla progredire, come segue:

Se si assume la posizione con il marito superiore, dopo che si è messo in posizione e prima che gli organi siano uniti, fate in modo che la moglie prenda in mano il suo pene e, mentre lui muove i fianchi su e giù, le accarezzi la vulva, soprattutto il clitoride, con il glande del pene - non entrando subito in vagina, ma continuando questa forma di contatto *esterno degli* organi, per un tempo più o meno lungo - scivolando oltre la bocca vaginale spalancata, anche quando la moglie alza le cosce e, per così dire, implora un ingresso; stuzzicandola fino a distrarla, fino a quando, alla fine, non "accetterà più un no come risposta", ma, in preda all'estasi, infilerà il pene nella vagina, consumando così la loro unione.

Se la donna è abbastanza abbandonata dalla passione, l'ingresso può avvenire con un solo colpo, per non dire con un tuffo furioso. Ma se la vulva e la vagina non sono ancora completamente dilatate, l'ingresso deve essere fatto con attenzione, con delicatezza, come lei può sopportare, come *lei* desidera.

A volte, sì, non di rado, in questa posizione, l'accarezzamento esterno degli organi può essere continuato fino all'orlo dell'orgasmo, in modo che, soprattutto se l'ingresso può essere fatto, per così dire, in una frenesia di piacere appassionato, con gli organi che si uniscono in tutta la loro lunghezza con un unico impulso, o che si precipitano insieme - allora il climax simultaneo *può essere* raggiunto con uno o due movimenti dentro e fuori - o, forse, il singolo master-plunge può vincere l'obiettivo in un istante! In tal caso, si è raggiunta con successo una consumazione da desiderare ardentemente!

Inoltre, se la moglie è lenta e l'uomo è veloce, in questo gioco di "avvicinamento", l'uomo potrà allungare e prolungare notevolmente quello che potrebbe essere definito il tempo della sua possibile *ritenzione*, se riesce a mantenere il prepuzio sul glande del pene. Alcuni uomini non sono in grado di farlo. Se sono stati circoncisi, ovviamente non possono! Ma se il glande del pene può essere coperto dal prepuzio durante tutto questo gioco, il marito potrà prolungare il suo "tempo di ritenzione" molto più di quanto potrebbe fare altrimenti. Alcuni uomini hanno il potere di "trattenere" per quasi tutto il tempo grazie all'esercizio della loro forza di volontà, e così possono *aspettare* le loro mogli. Se la moglie è più lenta del marito, quest'ultimo dovrebbe *coltivare con cura l'"arte di trattenere"* e aspettare. *Se si riesce a farlo con successo, la felicità coniugale aumenterà notevolmente.*

La stessa osservazione (mantenere la ghiandola coperta) si applica con altrettanta forza alle possibilità di ritenzione dell'uomo dopo l'unione degli organi e per tutta la terza parte dell'atto. Se il pene può entrare nella vagina con il suo "tappo naturale", il marito può dare alla moglie il piacere di un movimento dentro e fuori molte volte superiore a quello che potrebbe altrimenti concederle. E se la moglie è la più lenta dei due (come in genere accade), apprezzerà moltissimo questo favore e lo ripagherà MILLE VOLTE con i movimenti reciproci e reattivi che farà provare al suo *premuroso* amante.

Questo è un elemento di importanza quasi suprema, questo "tenere il tappo" sul pene, durante l'atto, *se la moglie è più lenta del marito, se* hanno bisogno di una cura, per assicurarsi di "scendere insieme".

Ed ecco un fatto curioso, che sembrerebbe dimostrare che Madre Natura ha previsto una ricompensa speciale per il marito e la moglie che saranno attenti a questo punto. Così, se il marito farà attenzione a che il glande del pene sia coperto dal prepuzio (e, naturalmente, questo *non* può *mai* essere, se gli organi sono uniti quando la vulva e la vagina sono asciutte) quando entra nella vagina, e si impegnerà nel movimento dentro e fuori in modo che *rimanga coperto* mentre il *terzo* atto progredisce - se questo viene fatto, quando arriva il culmine, se i due "passano insieme", l'utero aprirà per così dire la bocca, stringerà il prepuzio, lo farà scivolare di nuovo sulla ghiandola in modo che, quando arriverà l'istante supremo, la ghiandola nuda sarà nel contatto più diretto e beato con la parte più sensibile dell'utero! Questa è una disposizione meravigliosa della natura, e utilizzarla e goderne al massimo è il massimo del piacere umano!

Inoltre, se dopo che gli organi sono ben uniti, nella posizione di uomo-superiore, e il movimento dentro e fuori è iniziato, si scopre che la moglie è ancora indietro nel gioco, può guadagnare molto nel "recuperare" se le si permette di dare *origine alla* maggior parte del movimento. Per consentirle di farlo, lasciate che il marito tenga il suo corpo ben al di sopra di lei, in modo che possa avere ampia libertà di muovere i fianchi come meglio crede. Inoltre, se il marito "starà fermo" e manterrà il suo pene in posizione tale da premere contro la *parte superiore della* vulva, cioè contro il clitoride (come si suol dire, se "cavalcherà in alto") e poi permetterà alla *moglie* di fare "lunghi colpi", facendo scorrere gli organi insieme per tutta la loro lunghezza possibile, con il clitoride in costante contatto con il pene, per tutta la durata di ogni colpo - tutto ciò aumenterà notevolmente e rapidamente le passioni della donna e la porterà al climax.

Oppure, come variante, se gli organi possono essere uniti fino al loro limite massimo, in modo che la base del pene prema saldamente contro il Mons Veneris, e il clitoride e le labbra quasi stringano il loro compagno; e poi, in questa posizione, se il marito manterrà lo *status quo*, mentre lei solleva i fianchi con forza contro quelli di lui, e *li fa oscillare*, in una sorta di movimento circolare "intorno e intorno", per così dire - anche questo aumenterà notevolmente la passione di lei, e la porterà presto al climax.

In entrambi i modi di corteggiamento descritti, il marito deve fare *molta attenzione a non* permettere che il peso del suo corpo prema pesantemente sulla moglie. Dovrebbe sostenersi *interamente* sui gomiti e sulle ginocchia, e permettere a lei di sollevarsi, almeno sui fianchi, con l'aiuto delle braccia intorno alla sua vita. Questo non è un problema per il marito, se è un vero amante. Non è forse forte, e a cosa serve la sua forza se non a deliziare la sua amata? *Un amante vero, devoto, virile e virile è sempre al servizio della sua amata! Deliziarla significa deliziare doppiamente se stesso.* Questo è un altro punto di cui i semplici animali non sanno nulla. Non c'è nulla in tutta la loro natura che risponda in qualche modo a una cosa del genere. L'intera esperienza è *umana*; è produttiva di una gioia, di un'*elevazione spirituale*, che la semplice animalità non conosce e non può conoscere.

Giocare così insieme, corteggiarsi così (perché in tutte queste azioni *deve correre* una linea di *completa reciprocità*! Il marito può *sembrare che* si adatti in modo particolare, e tutto ciò che fa, ai capricci o alle necessità della moglie; ma, anche così, questo sarà più un piacere per *lui* che per *lei*, visto dal punto di vista *spirituale*, in base al principio che "è più benedetto dare che ricevere" - e non sono mai state pronunciate parole più vere di queste - mentre, allo stesso tempo, la moglie, pur *sembrando* gratificare solo se stessa, cercando di ottenere ciò che lei sola desidera, in realtà, corteggiandosi a vicenda, gli amanti impareranno a "cronometrarsi" perfettamente, sapendo ciascuno quando l'altro è pronto, grazie a una sorta di *coscienza spirituale*, per così dire, e così si potrà raggiungere un climax perfetto.

Prendete tempo, lasciate che sia l'amore a comandare e a dirigere; bandite ogni egoismo; *lasciate che il marito mantenga la testa e che* la moglie perda completamente la sua, gettandola al vento, per essere completamente spazzata via dal turbine della sua passione; sentitevi liberi, deliziati, di lasciarla andare, andare, andare, non importa dove! Fate queste cose e la vita matrimoniale sarà gloriosa! Di questo è fatto il regno dei cieli, per gli amanti veramente sposati!

Questo sarà "tutto greco" o "stoltezza" per gli egoisti e i materialisti; ma per i veri saggi sarà *vita incommensurabile*. Questo è un paradosso, ma ci vuole un paradosso per dire le più grandi verità!

Questo per quanto riguarda l'atto del coito nella posizione dell'uomo-superiore, quando la moglie è più lenta del marito e adottano questo metodo e i mezzi che lo accompagnano per "mettersi insieme". Ora, se si assume l'altra posizione, quella della moglie semi-superiore, tra le braccia del marito, mentre lui si sdraia in parte sulla schiena e in parte sul fianco sinistro, ecc.

Sempre supponendo che la moglie sia la più lenta dei due, è del tutto possibile che quando è "venuta" e si è messa in posizione, non sia ancora del tutto pronta per l'unione degli organi. Il tempo stesso che le occorre per mettersi in posizione, il cambiamento della posizione del corpo, dalla schiena al fianco destro, la temporanea cessazione delle carezze alla vulva da parte delle dita del marito, tutto ciò avrà la tendenza a ritardare la passione, per il momento, e tutte queste perdite dovrebbero essere compensate, se non addirittura aggiunte, prima di passare alla *seconda* parte dell'atto. E, in questa posizione, tutto ciò può essere felicemente realizzato come segue

Sdraiati l'uno nelle braccia dell'altra, in questa *seconda* posizione descritta, gli organi *entrano* naturalmente in contatto in modo tale da rendere l'ulteriore eccitazione della vulva e del clitoride più naturale e facile. La divaricazione dei fianchi della moglie, causata dal lancio della gamba sinistra sulla destra del marito e dall'innalzamento del ginocchio sinistro, spalanca la vulva; allo stesso tempo, il pene, per la natura stessa della sua posizione, si troverà a tutta lunghezza nell'apertura, così esposto - non entrando nella vagina, ma rimanendo ancora "senza porta".

A questo punto la vulva si sarà ingrandita e allungata, le labbra piene e il clitoride eretto, tutti in uno stato di tumescenza e tutti ricoperti dal liquido pre-coitale; le labbra sono così distese che, così separate, formano per così dire i lati di un canale labiale (un canale delizioso e dalle pareti delicatamente lisce). Ora, in questa condizione estesa, che è lunga quanto il pene, da un capo all'altro del suo percorso di alleanza, ogni parte è ricoperta dai filamenti nervosi più delicatamente sensibili, e tutti questi in un'estasi di acutezza al senso del tatto, e nella più perfetta delle "passeggiate d'amore", se il pene, per così dire, si erge pieno e forte, in modo tale da toccare la vulva in ogni punto, sia le labbra interne che quelle esterne, il clitoride e tutto, per uno spazio di cinque o sei pollici di lunghezza; mentre le labbra sporgenti e ben inumidite della vulva si protendono e si stringono almeno per metà intorno al suo spasimante, lavandolo con i loro baci lussuriosi - in questa posizione, la moglie è in parte al di sopra e quindi, perfettamente libera di muovere la sua "via dell'amore" a piacimento, può far scorrere il percorso stesso per ben sei o più centimetri, su e giù, accarezzando tutta l'area contro il pene mentre si muove; il glande del pene che pulsa con foga contro il clitoride quando i due si incontrano all'estremo della corsa della moglie verso l'alto; lei che si ferma un istante, proprio in quel momento, per godersi meglio la sensazione; il pene che scivola oltre la bocca vaginale ormai spalancata, che si protende ad ogni discesa per inghiottirlo - indugiando, ritardando, civettando, stuzzicando, sia l'uomo che la donna; in queste condizioni la passione della moglie raggiungerà il suo massimo sviluppo, fino a quando, quando lo vorrà, potrà far cadere la sua vagina sul pene in modo tale che i *due saranno un tutt'uno*, nella perfezione più assoluta, con una sola mossa, e da qui alla fine non ci sono che pochi movimenti di distanza.

Per certi aspetti questo modo di coito e questo mezzo di "andare insieme" è insuperabile.

Il che porta ad osservare che questa posizione è talvolta la migliore per completare l'atto. È la più facile di tutte le posizioni, la meno faticosa. E se la moglie è stanca, o non proprio "all'altezza", può godere di un abbraccio di questo tipo senza affaticarsi, anzi, fino in fondo. In questa posizione, infatti, gli organi si uniscono perfettamente, anche se il pene non penetra nella vagina con la stessa lunghezza dell'altra posizione. Tuttavia, il climax può essere raggiunto perfettamente in questo modo, ed è uno dei modi migliori per assicurarsi di avere un "timing" perfetto, di "spendere" esattamente insieme, il che è molto a suo favore.

Se c'è un disadattamento degli organi, con la vagina della moglie troppo corta per il pene del marito, questo è un modo eccellente per incontrare e superare questa difficoltà.

Ciò porta naturalmente a un'altra questione: al lettore potrebbe sembrare che i diversi "accarezzamenti" della vulva, con le dita o con il pene, tutti i contatti avvengono al di fuori della vagina, e che tutti questi metodi di eccitazione siano un po' come la masturbazione, e quindi di dubbia correttezza. In risposta a ciò, si noti quanto segue:

L'intera vicenda della cozione, nell'umanità, è già stata dimostrata come qualcosa di completamente al di sopra e al di là della semplice animalità. È l'esercizio di funzioni che appartengono *solo all'uomo*, e quindi non è soggetto ad *alcuna* legge o restrizione meramente *animale*! È la fonte di innumerevoli gioie umane, e *ogni* metodo per impegnarsi in un atto di reciproco piacere, cioè di *reciproca felicità*, è legittimo e *del tutto giusto*. Così, se le parti scelgono di aumentare il loro piacere reciproco, se il marito desidera suscitare e intensificare la passione della moglie accarezzandole la vulva con le dita inumidite di saliva, e *lei desidera che lo faccia*, questo atto è giusto e salutare quanto il coito nell'*unico* modo in cui, secondo alcuni, dovrebbe essere esercitato. Questo non deve mai essere messo in dubbio.

Il fatto è che l'intera questione dell'eccitazione sessuale per mezzo della mano, o in modi diversi dall'unione degli organi, ha ricevuto un occhio nero da parte di sedicenti puristi, che non merita affatto. Come già notato, il termine masturbazione è stato appiccicato a questi atti, e poi ogni forma di masturbazione è stata condannata ben oltre ciò che i fatti giustificano, fino a quando le menti della gente comune sono completamente fuorviate dalle premesse! Quando si osserva la situazione dal punto di vista che insiste sul fatto che *tutte le* funzioni sessuali dovrebbero essere sotto il controllo della *volontà*, si fa luce sull'intero argomento. Vista in questo modo, *qualsiasi* forma di stimolazione sessuale, o addirittura di autoerotismo (autoerotismo significa autoeccitazione sessuale) che non sia portata all'eccesso, è *giusta* e *salutare*! Ma ci è stato insegnato il contrario per così tanto tempo che ci è difficile capire che è vero. *Ma è così!*

Quindi, se a volte dovesse accadere che il marito arrivi al climax prima della moglie, e non potesse portarla all'orgasmo eccitandola con il suo pene spento, sarebbe *perfettamente corretto per lui sostituire le dita e soddisfarla in questo modo.* Certo, questo non sarebbe così soddisfacente per lei come lo sarebbe stato se lo avesse incontrato contemporaneamente, ma è *molto meglio che la sua non sia completamente appagata! Molte donne* soffrono per tutta la notte *di un desiderio insoddisfatto, con gli organi congestionati e tumidi, perché sono state lasciate* insoddisfatte *da un marito che ha speso prima che lei fosse pronta*, e poi l'ha lasciata! Questi casi potrebbero essere *completamente risolti*, se le parti *conoscessero la verità* e non fossero troppo *ignoranti*, o *prevenute*, o *si vergognassero* di fare ciò che andrebbe fatto per migliorare la situazione.

Naturalmente, nessun marito dovrebbe fare la *pratica* di gratificarsi completamente e poi portare la moglie al culmine con le dita. Sarebbe una pratica *egoistica* e *sbagliata*. Ma come via di fuga *d'emergenza*, questo metodo è da lodare.

Naturalmente, come è già stato spiegato, il marito ha sempre il vantaggio di poter essere portato all'orgasmo dall'inserimento del pene nella vagina, *dopo che la* moglie ha esaurito il suo ciclo, se lei arriva prima, poiché i suoi organi si disfano lentamente e la loro condizione di distensione permette tale azione da parte di lui, per un certo tempo dopo che lei ha superato il climax. Ma non è così per il marito. Una volta esaurito, il suo pene si restringe quasi subito fino a diventare moscio e in queste condizioni non può soddisfare minimamente la moglie, tanto meno portarla all'orgasmo.

Inoltre, se per qualche motivo la moglie non fosse in grado di soddisfare il marito nel coito vero e proprio, a causa della debolezza, di una lieve malattia o forse di un temporaneo indolenzimento delle parti, aiuterebbe meravigliosamente la situazione se *lei* prendesse in *mano il* pene *di lui* e "ci giocasse" fino a *consumarlo*. Lui la amerebbe per questo, la bacerebbe per questo, le darebbe la sua anima per questo!

Se una sposa e uno sposo sapessero introdurre l'uno all'altro le delizie dell'orgasmo "spendendo" l'uno per l'altro l'eccitazione esterna degli organi con le mani alcune volte prima di unire gli organi, sarebbe per il loro benessere duraturo. Questo vale soprattutto per la sposa. Se il suo amante la prendesse in braccio, anche con tutti i vestiti addosso, mentre è seduta sulle sue ginocchia, nella loro camera nuziale, da sola, e le accarezzasse la vulva fino a farla "*spompare*", *ci sono* molte probabilità su una che egli le abbia fatto conoscere una gioia tale che non la dimenticherà mai per tutta la vita. Di certo, questo metodo è *infinitamente superiore* allo *stupro* della sposa, come viene fatto così spesso dal giovane marito ignorante o buonista, che "si arroga i suoi *diritti*"!

Infatti, se una futura sposa, che era così innocente o ignorante delle proprie possibilità sessuali da non aver mai sperimentato un orgasmo, da non aver mai "speso", potesse essere "saggiata" prima della sua notte nuziale, se potesse essere istruita abbastanza da portarla a impegnarsi in qualche forma di autoerotismo, portando se stessa all'orgasmo con la propria mano, *solo per il gusto dell'esperienza che le avrebbe dato, e in modo da avere un'idea chiara di ciò che voleva veramente, prima di andare tra le braccia del suo amante - se potesse farlo, con il giusto atteggiamento mentale, sarebbe di grande aiuto per il suo benessere, un'aggiunta degna e preziosa al suo bagaglio di conoscenza di se stessa e dei poteri che sono latenti in lei. La sua presunta perdita di innocenza con questo atto sarebbe nulla rispetto alla saggezza che otterrebbe da questa esperienza. Quando l'innocenza porta a risultati dannosi, è ora di porvi fine e che la conoscenza prenda il suo posto!*

Per quanto riguarda il marito, non c'è una probabilità su un milione che ignori cosa sia un orgasmo prima di sposarsi, dato che tutti i giovani uomini sani "passano" almeno una volta alla settimana, automaticamente, se non altro!

Va detto inoltre che l'autoerotismo, l'autospesa, può essere praticato sia dagli uomini che dalle donne, con beneficio per la salute, quando l'esercizio sessuale non può essere assicurato in altro modo. È solo quando viene *portato all'eccesso* che tale azione è in qualche modo dannosa. L'unico pericolo è che, essendo l'individuo solo e avendo tutti i mezzi per l'autogratificazione nelle proprie mani, per così dire, è abbastanza possibile indulgere in questa azione troppo liberamente, il che, naturalmente, porta a risultati negativi. *Ma l'atto in sé non è negativo.* Al contrario, se mantenuto nei limiti, è sano e salutare.

Ci sono molte donne non sposate, nubili e soprattutto vedove che migliorerebbero notevolmente la loro salute se praticassero occasionalmente qualche forma di autoerotismo. Quando i mariti e le mogli sono costretti a stare molto lontani l'uno dall'altra, è giusto che ogni tanto si appaghino in questo modo, con l'anima piena di pensieri amorevoli verso l'assente.

Ci sono molte sciocchezze sull'autoerotismo. Di fatto, tutti i ragazzi si masturbano, e anche molte ragazze. Alcuni autori sostengono che più della metà di tutte le donne si dedichino a qualche forma di autoerotismo, in qualche momento della loro vita, e la stima è probabilmente troppo bassa piuttosto che troppo alta. Ma, a meno che non portino l'atto all'eccesso, non sono colpevoli di nulla. Non di rado, possono fare di questo atto un mezzo di grande utilità per se stessi. *Gli organi sessuali sono vivi! Secernono costantemente liquidi che devono essere espulsi, come tutti gli altri organi del corpo. Devono essere sollevati, come la loro natura richiede.* Se non è possibile farlo nel modo più naturale possibile, è giusto fare la cosa migliore. Solo che non si deve arrivare all'eccesso. Siate temperati in ogni cosa. Gratificatevi, ma non ABUSATE di voi stessi. L'autoerotismo, o masturbazione, non deve mai diventare un "auto-abuso", né è necessario che lo diventi. Dovrebbe essere un'autocostruzione, non un'autodegradazione. Se usato correttamente può essere così.

IX. COITUS RESERVATUS

Questo ci porta ad un altro punto in materia di esercizio sessuale da parte del marito e della moglie, come segue:-

L'obiettivo e lo sforzo costante di entrambe le parti dovrebbe essere quello di elevare continuamente tutte le relazioni sessuali al di sopra del piano dell'animalità, del mero appagamento fisico, nel regno del piacere *mentale* e *spirituale*. A tal fine, va detto subito che tale condizione può essere raggiunta, in massimo grado, con la pratica di ciò che è noto, in termini scientifici, come *"coitus reservatus"*, che, tradotto, significa andare avanti solo in *parte* nell'atto, e non portarlo al suo culmine, l'orgasmo. Descritto nei termini che il lettore ormai conosce, significa portare l'atto solo attraverso il primo e il secondo stadio, quello del "corteggiamento" e dell'unione degli organi, e fermarsi lì! Questo può sembrare, a prima vista, né giusto né saggio, ma in realtà è entrambe le cose, come hanno dimostrato migliaia di persone felicemente sposate.

Entrando un po' nei dettagli, questo atto di "reservatus" unisce davvero le prime due parti dell'atto in un insieme comune, rendendolo semplicemente un pezzo continuo di "corteggiamento", solo questo e niente di più. È quasi interamente un *abbraccio d'amore mentale e spirituale; e nella sua perfezione, esalta il marito e la moglie alle massime vette del godimento e dell'espressione mentale e spirituale.*

Per praticare questa forma di coito, *non ci si* deve sforzare di eccitare le passioni sessuali di una delle due parti, come è già stato descritto per il coito completo. *In questo caso, l'orgasmo non è l'obiettivo da raggiungere, ma è solo una deliziosa espressione di amore reciproco. È una sorta di bacio prolungato e avvolgente, in cui sono inclusi gli organi sessuali e le labbra.* Si baciano, come le *labbra* si baciano. È il "corteggiamento" per eccellenza, senza l'intralcio di vestiti o convenzionalità di sorta.

In questo atto, gli amanti vanno semplicemente *alla deriva*, accarezzandosi, chiacchierando, visitandosi, amandosi, accarezzandosi in uno o tutti i mille modi. Le mani "vagano oziosamente sul corpo", la mano destra del marito è appositamente libera e in posizione perfetta per accarezzare la schiena della moglie, i suoi fianchi, le sue gambe e accarezzarla da cima a fondo.

Mentre questa parte dell'atto prosegue, è la cosa più naturale del mondo che gli organi sessuali si tumefacciano e che ci sia un flusso di fluidi prostatici e pre-coitali. In altre parole, gli organi si preparano in modo tranquillo e naturale all'incontro. E quando sono debitamente tumescenti, sono adeguatamente ingrossati e lubrificati, lasciate che la moglie si avvicini alle braccia del suo amante, NELLA SECONDA POSIZIONE descritta, e che gli organi scivolino insieme facilmente, deliziosamente, e poi, *lasciateli così*, completamente insieme, *ma non proseguite con la terza parte dell'atto*, il movimento degli organi. Restate fermi e godetevi l'abbraccio, il bacio, la conversazione, la corte, l'amore, il sogno, il piacere!

Questa unione può essere prolungata fino a quasi ogni durata, dopo che gli amanti hanno imparato a farlo. A volte gli organi possono stare insieme solo pochi minuti, a volte per un'ora o anche di più. Se le parti si stancano o hanno sonno, separano gli organi, si danno il bacio della buonanotte e vanno a dormire. Non è raro che gli amanti che hanno imparato quest'arte si addormentino così, l'uno nelle braccia dell'altro, con gli organi sessuali uniti, e che in questa posizione gli organi si stacchino, il pene si afflosci e scivoli fuori dalla vagina da solo, mentre la vagina si rimpicciolisce e il clitoride si ritira. Questa esperienza è molto piacevole e se una volta sperimentata, una volta ben padroneggiata da marito e moglie, aumenterà continuamente il favore, con reciproco vantaggio.

Questo metodo è particolarmente utile durante il "tempo non libero". Se usato correttamente, non tenderà ad aumentare il desiderio di "spendere", ma, al contrario, placherà e soddisferà i desideri sessuali nel modo più perfetto. Se, mentre si impara, a volte l'inesperto "si fa prendere la mano" e ritiene che sia meglio continuare e raggiungere l'apice, va bene. Ma, con il passare del tempo, la pratica di portare l'atto solo fino alla fine della *seconda* parte crescerà e, a tempo debito, sarà ben consolidata. Coloro che hanno imparato quest'arte sana e amorevole a volte si incontrano in questo modo una ventina di volte nell'arco di un mese o giù di lì, senza arrivare al culmine. Questi incontri possono essere frequenti quanto le parti scelgono, e di durata lunga o breve quanto decidono. Spesso è un modo eccellente per darsi la "buonanotte"; e se, al risveglio del mattino, c'è tempo prima di alzarsi per una "piccola corte", questo far scivolare gli organi insieme, per "solo un minuto", è un modo eccellente per iniziare la giornata. Quest'arte vale la pena di essere appresa e la maggior parte delle persone può impararla, se ci prova *e se ha lo spirito giusto!*

Per tornare un po' indietro: Parlando di masturbazione reciproca da parte di marito e moglie, questo metodo per soddisfare la natura sessuale è di grande valore, a volte, soprattutto per l'uso durante il periodo non libero. Se, durante queste due settimane, le parti si "svegliano" e sentono il bisogno di esercizio sessuale, possono soddisfarsi a vicenda con le mani in un modo che sarà di grande sollievo per ciascuno. Questo vale soprattutto per il marito; e una moglie che è abbastanza donna da soddisfare con la mano i bisogni sessuali del marito, quando non è opportuno che lui la soddisfi altrimenti, è una moglie da adorare!

A volte, durante i cinque giorni di mestruazioni, durante i quali l'unione degli organi non è ritenuta ottimale, la moglie può aiutare l'amante con la mano, per la gioia e il beneficio di entrambi. *Lasciate che l'amore diriga la strada e tutto andrà bene.*

Ed ecco un fatto curioso: la mano dell'altro sesso produrrà sugli organi genitali dell'altro effetti che *non si* produrranno in nessun altro modo. Così, un uomo può tenere il pene nella propria mano per un determinato periodo di tempo, più o meno lungo, e non otterrà alcun risultato, né alcuna secrezione di liquido prostatico. Ma se la moglie prende in *mano* il suo pene per lo stesso tempo, il flusso di liquido prostatico si verifica immediatamente. Questo è vero sia che il pene sia eretto sia che sia detumescente. Se la moglie tiene in mano il pene moscio del marito per pochi minuti, anche se l'organo rimane moscio, il flusso di liquido prostatico avrà luogo! Lo stesso vale per il marito che mette la mano sulla vulva della moglie. Se *lei* vi tenesse la mano, non verrebbe secreto alcun liquido pre-coitale. Con la mano del marito, invece, il flusso inizierebbe subito.

Si tratta di un fenomeno fisico e psicologico notevole, particolarmente degno di nota. È questo fatto che rende la masturbazione *reciproca di* gran lunga superiore all'autoerotismo. Un marito può soddisfare una moglie con le dita, o una moglie il marito con la mano, molto meglio di quanto uno dei due possa fare da solo. Questo punto è di grande importanza nel considerare molti degli atti sessuali di marito e moglie.

Come regola, lasciate che il marito e la moglie facciano *tutto ciò che il loro desiderio suggerisce o suggerisce, e solo come ritengono di* voler *fare.* Solo questo: che tutto sia con moderazione. *Non portate nulla all'eccesso!*

Questo suggerisce la domanda che spesso ci si pone: con quale frequenza si può praticare il coito? La risposta è: con la frequenza desiderata da *entrambe le parti, ma mai fino al punto di stancare o esaurire il corpo fisico, mentale o spirituale.* Usate il buon senso qui come altrove. Mangiamo quando abbiamo fame, ma è sbagliato rimpinzarsi di cibo. La stessa regola vale per l'esercizio sessuale. *Soddisfate i richiami della natura, ma* non *esagerate* MAI. SII TEMPERATO, UOMO, DONNA! *Non abbiate paura o vergogna di fare ciò che il vostro desiderio e il vostro giudizio dicono sia giusto. Usate il buon senso e non sbaglierete.*

E non consumatevi a vicenda, o entrambi insieme, o l'uno e l'altro. Molti uomini insistono sui loro diritti (LORO NON HANNO DIRITTI) e si debilitano notevolmente per l'eccesso di coito con le loro mogli. Al contrario, ci sono donne che logorano la vita dei loro mariti a causa dell'eccessiva richiesta di gratificazione sessuale. In quest'ultimo caso, un uomo "andrà in pezzi" molto più velocemente di una donna che è sovraccarica. Per soddisfare una donna di questo tipo, un uomo deve spendere almeno una volta ogni volta che la moglie lo chiama. In questo modo, ad ogni abbraccio, attinge ai suoi fluidi vitali; ma, come si è detto, quando la donna spende non c'è fuga di fluidi vitali, e quindi può raggiungere e superare l'orgasmo più volte, senza che la sua vitalità venga intaccata. Anzi, in alcuni casi, quanto più spesso una donna spara, tanto più diventa animata, robusta e in salute. Nel caso in cui persone non compatibili si incontrino come marito e moglie, dovrebbero fare del loro meglio per adattarsi alle condizioni dell'altro, tenendo sempre presente il miglior benessere di ciascuno.

Ci sono testimonianze di donne che si dilettavano a trascorrere una dozzina di volte in una sola notte. Una regina fece una legge secondo cui ogni uomo doveva convivere con la propria moglie almeno sette volte ogni notte! Naturalmente, si trattava di una donna anormale, anche se l'autore una volta ha conosciuto un bravo diacono ortodosso che sarebbe stato felicissimo di vivere sotto la regola di una simile legge, perché sette volte a notte era il limite imposto dalla moglie! Anche lui era anormale.

Lutero diceva che due volte alla settimana era la regola per il coito, e questa è una pratica molto comune. Tuttavia, non si può dare una regola assoluta, se non quella che ogni coppia agisca come si sente, mantenendosi sempre nei limiti del buon senso e della vera temperanza.

Ci sono uomini e donne così costituiti, nervosamente o per temperamento, che sono *obbligati* a *limitare* rigorosamente i loro atti di coizione. Alcuni uomini non possono praticare l'atto più di una o due volte al mese e mantenere la loro salute. Per loro, l'atto attinge alla loro vitalità in modo così severo da sconvolgerli, in quasi tutti i casi. Durante l'atto, sono sottoposti a shock nervosi, "vedono le stelle" e subiscono rigori e sudori nervosi che sono gravemente debilitanti. Spesso, inoltre, rimangono svegli tutta la notte dopo aver compiuto l'atto e sono più o meno distrutti per un giorno o due.

Anche alcune donne hanno un'organizzazione simile e subiscono esperienze simili. Naturalmente, in tutti questi casi, occorre prestare particolare attenzione a non arrivare mai all'eccesso.

È spiacevole che si sposino persone mal assortite da questo punto di vista, soprattutto se la differenza tra i due è di natura pronunciata, come quando il marito o la moglie sono molto amorosi e virili, mentre il loro compagno non è in grado di dedicarsi all'atto, in misura considerevole, senza soffrirne. Se si verifica un caso del genere, si dovrebbe trarre il meglio dalla situazione: la parte più robusta si adatta all'incompetenza o all'incapacità dell'altra, e quella più debole fa tutto ciò che può essere giustamente fatto per rafforzare e sviluppare la sua infermità. Se questo viene fatto, ci *sono molte probabilità che, con il passare del tempo, le parti si assomiglino sempre di più: il forte diventa più docile e il debole più robusto. Prendete tempo, amatevi, corteggiate e fatevi corteggiare, e i risultati saranno sempre i migliori.*

Ci sono donne che vengono definite "anestetiche", cioè che non hanno passione per il sesso, anche se le parti sessuali possono essere normali. Molti medici dichiarano che il quaranta per cento delle donne *allevate nella vita sociale moderna* sono così carenti. Queste donne praticano il coito, anche se non traggono alcun piacere dall'atto. Non raggiungono mai l'orgasmo e non provano alcuna sensazione di piacere dall'atto; raramente secernono il liquido pre-coitale e quindi l'unione degli organi, o il loro movimento, non sono mai facili o piacevoli. Possono diventare madri e spesso partoriscono molti figli. Questa condizione è molto deplorevole e molte donne soffrono molto per questa causa.

È molto probabile, però, che molte donne che vengono considerate così carenti *non lo siano davvero!* Molte donne iniziano la vita matrimoniale in modo del tutto anestetico e, spesso, a volte diventano normali da questo punto di vista. *Questo accade spesso. La probabilità è che molte mogli non siano adeguatamente "corteggiate" dai loro mariti - la* prima parte dell'atto è trascurata, *o il marito si limita ad agire sui suoi diritti - e si comporta* come una capra, tutto in un istante, ansioso solo di gratificare la propria *lussuria*; e che, *sotto questo trattamento, la moglie non abbia mai la possibilità di conoscere veramente i propri poteri.* Questi casi sono tristi oltre ogni dire. Per la maggior parte, sono il *risultato dell'ignoranza del marito e dell'innocenza e dell'insegnamento sbagliato, dell'atteggiamento mentale sbagliato della moglie.* DA QUI LA NECESSITÀ DI DARE ISTRUZIONI A ENTRAMBI.

Ma se quasi tutte le donne assumono il *giusto atteggiamento mentale* nei confronti dell'incontro con il sesso e possono essere corteggiate, come è stato prescritto in queste pagine, sono *davvero rari* i casi in cui si trova una donna che sia *davvero* anestetica. Se tu, moglie, o tu, marito, ti trovi "di fronte" a una condizione del genere, prova a "corteggiare", come qui descritto, *con lo stato d'animo e lo spirito giusti, e ne uscirai bene. Non c'è dubbio.*

Al contrario, se l'uomo è "impotente" ci sono poche speranze che esca da questa condizione e le probabilità che non sia mai in grado di soddisfare sessualmente la moglie sono molte a una. Può essere un "buon uomo", in un certo senso, ma non potrà mai essere un buon *marito*, nel pieno significato di questa parola.

D'altra parte, se una donna si sposa per denaro, o per una casa, o per una posizione, o per un posto, o per il potere, o per un "buono pasto" - per *qualsiasi cosa che non sia l'amore*, senza dubbio sarà anestetica *e rimarrà tale*. Se lo merita! Si vende per un mucchio di soldi, chiunque sia. Può essere una "buona donna", ma non potrà mai essere una buona *moglie*.

A volte ci si chiede quanto tardi nella vita gli organi sessuali possano funzionare in modo piacevole e sano per le parti interessate. E qui, come altrove, la risposta può essere solo che tutto dipende dall'individuo. Ma è vero che, di norma, lo stato dell'individuo durante gli anni della vita attiva persisterà, anche in età avanzata, se le funzioni sessuali vengono utilizzate e non abusate. Non c'è funzione del corpo, tuttavia, che "vada in pezzi" più rapidamente e che rimanga un relitto, come gli organi sessuali, se non vengono trattati correttamente.

E questo funziona in entrambi i sensi: Se tenute troppo rigorosamente sotto controllo, *se viene loro negato qualsiasi tipo di funzionamento, le parti si atrofizzano, a scapito dell'intera natura, fisica, mentale e spirituale*. Il corpo si "inaridisce", gli organi sessuali si raggrinziscono e si assiste a un corrispondente restringimento dell'uomo o della donna nel suo complesso, in tutte le sue parti.

D'altra parte, un eccesso di funzioni sessuali priverà presto l'individuo di qualsiasi potere. Un uomo, in una vita relativamente precoce, perderà completamente il potere dell'erezione o della tumescenza, a causa di un eccesso di masturbazione o di un coito troppo frequente; e per quanto riguarda la donna, molte condizioni sfortunate sono suscettibili di insorgere. Tuttavia, per le ragioni già esposte, una donna fortemente sessuata e con una spiccata natura amorosa può mantenere anche un grande eccesso di esercizio sessuale senza subire i risultati negativi che si verificherebbero in un uomo che dovesse indulgere in tal senso. In altre parole, una moglie eccessivamente passionale può consumare la vita di un marito solo moderatamente amoroso molto prima di quanto un marito anormalmente passionale possa consumare una moglie moderatamente amorosa.

Ma se la natura sessuale del marito e della moglie sono ben curati durante gli anni di vita attiva, né troppo frenati né troppo esercitati, il potere di funzionamento degli organi sessuali rimarrà, anche in età avanzata, con tutti i loro poteri e sensazioni di piacere intatti. Si tratta di un fatto fisiologico meraviglioso, che porta alla conclusione seguente

Questo fatto della permanenza delle qualità del potere di funzionamento del sesso, anche in età avanzata, è la prova *suprema* del fatto che il sesso, nella famiglia umana, *ha uno scopo diverso dalla riproduzione!*

Perché, vedete! Una donna perde il potere di concepire quando raggiunge il "giro della vita", quando le mestruazioni cessano, cioè quando ha tra i quaranta e i cinquant'anni. E se il piacere della cozione serve solo a indurre la donna a compiere l'atto allo scopo di aumentare le probabilità di rimanere incinta, se questo è l'*unico* scopo del desiderio di rapporti sessuali, tale desiderio, tale piacere, *dovrebbe cessare* in quel periodo della vita femminile. *Ma non è affatto così!* Se una moglie è una donna normale, sessualmente, e non ha abusato della sua natura sessuale, né l'ha fatta abusare, né l'ha trascurata, ed è una donna per bene, il coito le piacerà tanto dopo aver superato i tre anni e dieci di vita quanto prima! Forse non vorrà dedicarsi all'atto con la stessa frequenza di quando era giovane, ma se sarà ben corteggiata dal suo vecchio amante, tutte le gioie di un tempo saranno ancora sue, nella stessa misura di sempre. E ciò che vale per lei vale anche per il marito, se è ben conservato, come lo è lei, non ha mai abusato di se stesso o è stato abusato.

Questo è un premio di virtù, per i vecchi amanti, che paga un grande premio per la retta azione sessuale negli anni precedenti! Soprattutto, *è una prova, al di là di ogni dubbio, che lo scopo del sesso nell'umanità è qualcosa di più della procreazione, che esiste una cosa come l'Arte dell'Amore, e che dovrebbe essere insegnata e imparata bene da ogni marito e moglie, nella loro prima vita matrimoniale.*

X. PULIZIA

Non sembra necessario dirlo, eppure molte esperienze di mariti e mogli dimostrano che è necessario dirlo, che entrambe le parti dovrebbero fare molta attenzione a mantenere il proprio corpo, in tutte le sue parti, sempre dolce e pulito. Per quanto possa sembrare strano, molte mogli sono estremamente negligenti in questo senso! È un fatto comune tra gli uomini che le prostitute si preoccupano di più di rendere e mantenere il loro corpo, e soprattutto i loro genitali, puliti e attraenti, di quanto non facciano molte mogli! Sicuramente non dovrebbe essere così, eppure spesso è così.

E questo è solo un altro sfortunato risultato che scaturisce dalla sensazione di "Oh, ora siamo sposati". La moglie o il marito sentono che non c'è più bisogno di corteggiarsi a vicenda. Tutto ciò porta a guai, guai, guai! La moglie dovrebbe mantenere tutto il suo corpo così dolce e pulito che il marito possa baciarla dalla testa ai piedi, se lo desidera - ed è probabile che lo desideri, se lei si mantiene così! In un caso, una simile carezza è un po' di paradiso per un marito, nell'altro è un po' di inferno! Disgusta dove dovrebbe deliziare. E quando una moglie disgusta il marito, è arrivata la fine di una vita coniugale felice!

La moglie dovrebbe sempre lavare la vulva con acqua calda e sapone prima di ritirarsi, e se il reservatus deve essere praticato al mattino, dopo la minzione, dovrebbe pulire accuratamente le parti prima che avvenga l'unione. Che sia *sempre* attenta a mantenere la sua "coppa dell'amore" degna di incontrare il suo amante.

E il marito dovrebbe essere altrettanto attento a mantenere il proprio corpo dolce e pulito. Dovrebbe lavare accuratamente il glande del pene, con acqua e sapone, almeno una volta al giorno, tirando indietro il prepuzio in modo da pulire completamente l'indentatura sopra la ghiandola, che secerne una sostanza che emette molto presto un odore offensivo se non viene rimossa. Entrambe le parti devono tenere le ascelle in modo che non siano "maleodoranti" e anche i piedi devono essere mantenuti inodori.

Una delle principali obiezioni al fumo o alla masticazione del tabacco è che rovina l'alito e lo rende offensivo per la moglie, mentre dovrebbe essere molto attraente. In una parola, sia il marito che la moglie non possono essere troppo attenti, in tutti i modi, a rendere e mantenere i loro corpi reciprocamente attraenti. Come già detto, l'unico scopo di tutte le esperienze sessuali di marito e moglie dovrebbe essere quello di sollevare sempre più la funzione dal piano della gratificazione *fisica* ed elevarla continuamente verso il regno del *piacere mentale* e *spirituale*. Questa è una missione del sesso nella famiglia umana che dovrebbe essere sfruttata al massimo. Si tratta di coltivare l'Arte dell'Amore, che è veramente l'arte delle arti, per eccellenza.

Il segreto del successo nello stabilire relazioni sessuali rette e felici tra marito e moglie è, da parte dell'uomo, che *tutte le sue azioni siano quelle di un gentiluomo amorevole.* Questo non significa effeminatezza da parte sua: deve essere virile, audace, forte, aggressivo, positivo, *convincente*. Eppure, tutte queste virtù virili devono essere espresse in termini di ATTI *amorevoli e gentili*. È un paradosso, ma è vero!

Per quanto riguarda la donna, l'elemento principale è il raggiungimento di un *corretto atteggiamento mentale e spirituale nei confronti del proprio sesso-natura e di quello del marito, e della loro espressione comune*. Tutto il suo addestramento e il suo ambiente le impediscono di raggiungere questo obiettivo; ma se è una vera donna, la sua natura le rivelerà la verità e se si affiderà a essa, facendo ciò che la spinge a fare, ne uscirà bene. Ci vorrà del tempo per raggiungere questi risultati, ma se persisterà, ci riuscirà. Lasciate che si renda conto del fatto che il sesso negli uomini e nelle donne *non è* impuro, volgare, basso, peccaminoso; ma è *pulito, puro, elevato*, nato da Dio! Se esercitato correttamente, porta al massimo benessere sia del marito che della moglie; li porta al loro meglio fisico, mentale e spirituale e . Lasciate che la moglie abbia questa visione della situazione, che è l'unica vera visione, e poi lasciatela agire di conseguenza, e avrà raggiunto il suo scopo. Un marito e una moglie che hanno raggiunto questo *modus vivendi* hanno stabilito un paradiso in terra.

NOTA DELL'EDITORE

La descrizione del "Tempo Libero" fatta dal Dr. Long dovrebbe essere ben compresa dai lettori di questo libro. Poiché è praticamente impossibile condurre test scientifici esatti sotto stretto controllo (il motivo è facilmente comprensibile), vi sono molte divergenze di opinione tra medici e sessuologi su questo argomento.

Alcuni sostengono che il "tempo libero" non esiste. Altri concordano con il Dr. Long che esiste un periodo di "tempo libero". Un terzo gruppo ancora è del parere conservatore e ritiene che siano necessarie ulteriori prove. Gli editori offrono questa spiegazione come commento necessario.

XI. GRAVIDANZA

E ora solo poche parole sull'avere figli e questo trattato si concluderà.

Come è già stato detto, ogni vero marito e moglie che stiano bene e siano abbastanza forti, e che siano ragionevolmente forniti dei beni di questo mondo, dovrebbero avere e allevare almeno due figli. Il mondo ne ha bisogno almeno così tanti, anche se tutti i bambini vivessero e crescessero, per mantenere il numero costante di persone sulla terra. Ma, ancora di più, marito e moglie hanno bisogno di figli *per rendere completa la casa, e una casa completa è il traguardo supremo della vita umana!*

Questo non significa che non ci si debba sposare se non si possono avere figli; ci sono molte donne che non dovrebbero nemmeno provare a diventare madri. Ma queste non dovrebbero essere private di tutte le gioie sessuali per questo motivo. Al contrario, nella maggior parte dei casi è per il loro bene che si sposino e che vivano una vita sessuale normale, sotto tutti i punti di vista tranne che per la paternità.

Ma, per la maggior parte, i mariti e le mogli *possono avere* figli, se lo desiderano, *e* DEVONO *desiderarlo.*

E, così desiderando, la domanda è: come possono realizzare al meglio questo desiderio?

In realtà, si sa molto poco su come generare i figli e su come ottenere i migliori risultati da tale azione. Le leggi dell'ereditarietà umana sono ancora in gran parte sconosciute. Ma il buon senso sembrerebbe indicare alcune cose che devono essere migliori nelle premesse.

Per questo motivo, sembra che sia meglio che il marito e la moglie siano in buone condizioni fisiche quando viene generato un figlio. Inoltre, sembra giusto che l'atto di generare sia *deliberato* e non *casuale*. Per questo, in generale, è bene che marito e moglie si *accordino* su un momento per la nascita di un figlio e che *realizzino deliberatamente un incontro sessuale a tale scopo*. Anche se, istintivamente, si ha la sensazione che un tale incontro deliberato possa risultare troppo formale e freddo, privo di sangue caldo e di emozioni genuine; tuttavia, è probabile che anche questo aspetto possa essere superato, se tenuto a mente e "previsto".

Facendo riferimento a quanto già detto, è ovvio che un abbraccio che deve portare a una gravidanza dovrebbe essere uno dei più perfetti che si possano sperimentare, un abbraccio in cui, in un'estasi di delizia amorosa, marito e moglie fondono le loro anime e i loro corpi in un'unità perfetta: sembrerebbe che da un tale incontro possano scaturire i migliori, e solo i migliori, risultati.

Così, se marito e moglie concordano che da un certo momento in poi, cesseranno di preoccuparsi di impedire il concepimento e poi, *subito dopo il quinto giorno dall'inizio del flusso mestruale*, si incontreranno naturalmente in un *abbraccio perfetto*, è probabile che abbiano fatto il meglio possibile per assicurarsi i massimi risultati raggiungibili dall'atto di generare un figlio.

Di norma, il momento giusto per questo tipo di nascita è tra il *quinto* e il *decimo* giorno dopo l'inizio del flusso mestruale. A volte, però, è meglio fare l'incontro prima, anche prima che il flusso cessi. Alcune donne concepiscono in quel momento e non possono farlo in nessun altro momento. Quindi, se una moglie non è in grado di concepire tra il quinto e il decimo giorno, come indicato, si cerchi una data precedente. Se ciò dovesse fallire, consultate un medico affidabile.

Va anche detto che rimandare *troppo a lungo* la nascita dei figli è molto probabile che porti alla sterilità della moglie. Molte giovani mogli, che desideravano davvero avere *dei* figli e che sarebbero state molto addolorate se avessero pensato di *non poterne avere*, hanno continuato a rimandare e lo hanno fatto *così spesso* e *così a lungo* che, quando è arrivato il "giorno opportuno", si sono accorte di aver "peccato del suo giorno di grazia".

In generale, il primo figlio dovrebbe nascere non più tardi di due anni dopo il matrimonio. Ci sono ovviamente delle eccezioni, ma è una buona regola da seguire.

Fate figli quando siete giovani! Questo è buon senso, alla lunga è la cosa migliore da fare, novantanove volte su cento. In questo modo sarete più vicini all'età dei vostri figli quando cresceranno che non se aveste aspettato di avere quasi trent'anni prima di avere dei figli. Se vostro figlio o vostra figlia ha solo una ventina d'anni meno di voi, potete essere "bambini" con loro. Se avete quarant'anni quando nascono, sarete sempre "vecchi" per loro. Fate i bambini quando siete giovani. È molto meglio così.

Se dall'incontro tra marito e moglie non nascono figli, consultate un buon medico. Ma, in tal caso, se nessuna delle due parti è da biasimare, o anche in caso contrario, fate il meglio della situazione, amatevi e sfruttate al massimo la vita matrimoniale con ciò che vi rimane.

Soprattutto, con o senza figli (e mille volte meglio con), creare una casa che sia una casa. È a questo che serve il sesso nella famiglia umana, è a questo che serve la vita matrimoniale: a creare una casa. Quasi tutto ciò che fa una casa è incentrato sul sesso. Due *uomini* normali non possono fare una casa! Due *donne* normali non possono fare una casa! *Ci vogliono un uomo e una donna per fare una casa. Ci vogliono padre, madre e figli per creare una casa perfetta. Decidete di avere una casa perfetta e fate del vostro meglio per raggiungere questo obiettivo!*

I mariti e le mogli coscienziosi si chiedono spesso se sia giusto o meno praticare il coito durante la gravidanza. Su questo punto le autorità differiscono, anche se la maggior parte di esse si oppone a tale pratica. Le ragioni che adducono per tale decisione negativa si basano tutte sulla stessa vecchia menzogna infernale, ovvero che, sessualmente, l'uomo è un mero animale e quindi è soggetto alle leggi e alle pratiche della mera animalità. Questo è il peggior oltraggio mai perfezionato da una falsa filosofia, che viene annunciata come la volontà di Dio. Fuori tutto!

La semplice verità è che, se marito e moglie hanno *imparato l'arte dell'amore*, in modo da *desiderarsi reciprocamente e da desiderare entrambi l'esercizio del sesso durante il periodo di gestazione*, è *perfettamente giusto* e saggio che soddisfino i loro *naturali* desideri comuni.

Naturalmente, in questo esercizio si deve prestare la massima attenzione a non premere troppo sulla regione pelvica della donna e, a questo proposito, la parola di cautela deve essere ascoltata, tanto dalla futura madre quanto dal suo compagno. Infatti, nell'intensità dell'orgasmo, la donna potrebbe essere tentata di stringere il suo corpo con troppa violenza contro il marito, con il rischio di farsi del male. Soprattutto se durante l'atto viene assunta la posizione superiore del marito, quest'ultimo deve fare doppiamente attenzione a non permettere che il peso del suo corpo si appoggi sulla parte ingrossata dell'anatomia della moglie, neanche minimamente.

Infatti, la posizione più sicura per il coito in gravidanza è quella della donna supina e dell'uomo con i fianchi sul letto al di sotto di quelli di lei, in modo che non vi sia alcuna possibilità di pressione sull'addome di lei, che in questa posizione è perfettamente libero. In questa posizione, l'atto può essere praticato, durante la gravidanza, tutte le volte che lo si desidera, a beneficio di entrambe le parti.

Molte donne incinte sono più passionali del solito durante il periodo della gestazione. Questo accade soprattutto quando la moglie è felice della sua condizione, quando si rallegra con una gioia immensa per il fatto di essere in procinto di sperimentare la corona divina della moglietà - la maternità! Quando una donna del genere desidera il marito nell'abbraccio dell'amore, è crudele privarla del suo agognato piacere.

Ancora, una moglie non incinta, e quando desidera giustamente rimanere tale, può avere un po' di timore di rimanere incinta quando incontra il marito, e quindi esitare a dare pieno sfogo alla sua passione, perdendosi così il massimo piacere di un abbraccio; ma se è incinta, e quindi non ha alcun timore a questo proposito, può abbandonarsi completamente ai suoi impulsi.

A questo proposito, l'ultima parola è: usare il *buon senso*, in uno *spirito di assoluta* MUTUALITÀ.

È ovvio che sarebbe malvagio, per non dire un crimine, per un marito *costringere la* moglie a praticare il coito durante la gravidanza, contro la sua volontà. D'altra parte, molte mogli hanno provato per la prima volta un orgasmo quando hanno incontrato il marito durante la gravidanza. Il motivo è che in quel momento non è presente la paura di rimanere incinta, condizione che in passato le ha impedito di raggiungere l'orgasmo.

È inoltre vero che molte mogli danno grande sollievo e piacere al marito se, all'occasione, e come entrambi desiderano, lo alleggeriscono con la mano; o a volte, si impegnano a darsi reciprocamente sollievo con questo mezzo durante la gravidanza. entrambi lo desiderano, lo alleggerisce con la mano; oppure, a volte, si impegnano a darsi reciprocamente sollievo con questo mezzo durante la gravidanza.

XII. CONCLUSIONE

In chiusura di questo volume, l'autore desidera dire, come in apertura, che non ci si scusa per quanto scritto o detto in questa sede. Tutto è stato scritto con amore, da un amante, per gli amanti che devono ancora nascere, nella *speranza di aiutarli ad andare verso una consumazione divina.*

Come ultima indicazione, *padroneggiate l'Arte dell'Amore,* che è *l'arte più divina di tutto il mondo; poi studiate e fate del vostro meglio per padroneggiare la Scienza della Procreazione.* Sono queste due, l'Arte dell'Amore e la Scienza della Procreazione, che, insieme, rendono la vita matrimoniale un successo. Senza di esse, o sicuramente senza la prima, non può esistere un vero matrimonio. Quindi, questa è la *prima* da imparare, da padroneggiare. È degna dello studio più attento, della sperimentazione più fedele.

È giusto che le persone che non potranno mai avere figli si sposino e condividano i reciproci piaceri sessuali. È molto meglio che un marito e una moglie, dopo aver imparato l'arte dell'amore, abbiano dei figli e una casa.

Tre volte felici sono gli sposi che vivono nello spirito di questo sentimento, esaltato al più alto livello spirituale; e se da questo amore nascono e vengono generati figli e si stabilisce una casa perfetta allora la vita matrimoniale è degna di essere vissuta. Dio li ha uniti e nulla può separarli.

Questo volume non è qualcosa da leggere una volta e poi mettere da parte e dimenticare. Dovrebbe essere studiato, sperimentato, letto più volte, soprattutto da coloro che hanno difficoltà nella vita matrimoniale da superare. E per *tutti i* giovani sposi dovrebbe essere una sorta di Guida alla felicità da consultare spesso e le cui indicazioni dovrebbero essere "provate" e seguite fino in fondo.

Il fatto è che, nel vero matrimonio, né il marito né la moglie possono essere egoisticamente supremi. Se l'egoismo si afferma, da parte del marito o della moglie, l'inferno è certo. Non ci può essere un vero matrimonio in queste circostanze, perché non c'è supremazia nel vero amore, ed è solo il vero amore che può creare un vero matrimonio duraturo. Nel vero matrimonio, così come Dio e la Natura lo hanno concepito, c'è una perfetta comunione di intenti, pari che camminano con pari, con il principio dell'amore e dell'aiuto reciproco condiviso da entrambi. Che nessun lettore di questo libro dimentichi questi fatti primari o non agisca in conformità con essi! Perché di questo è fatto il Regno dei Cieli!

ALTRI TITOLI

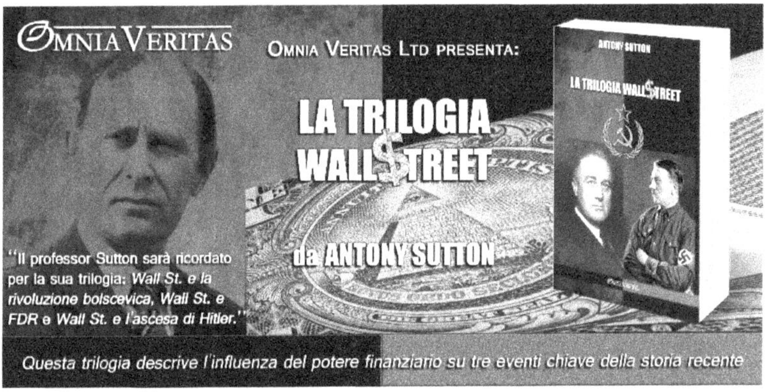

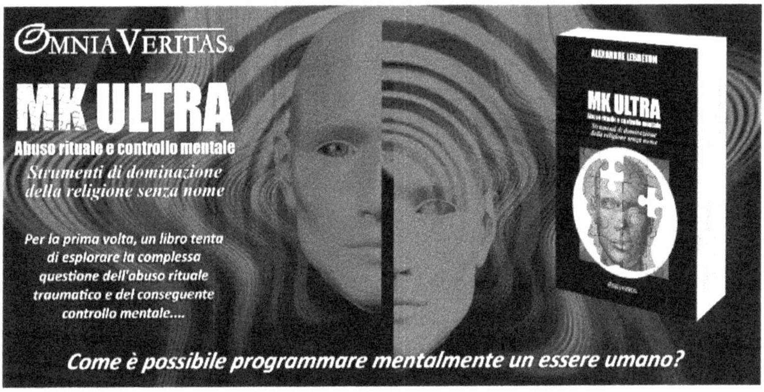

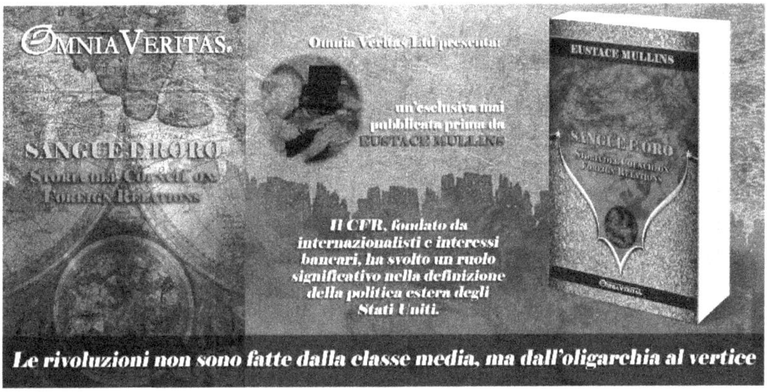

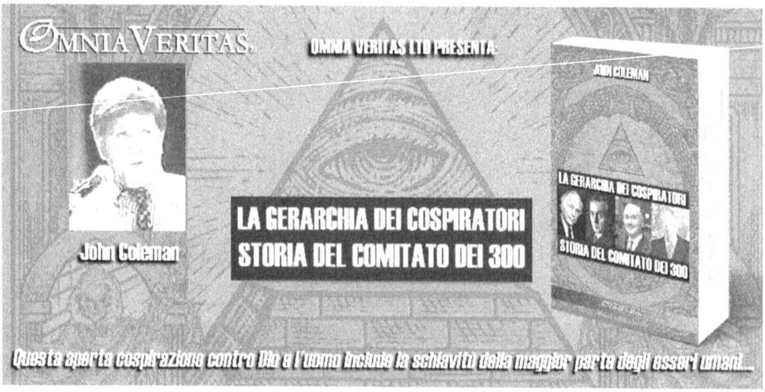
OMNIA VERITAS
OMNIA VERITAS LTD PRESENTA:
John Coleman
LA GERARCHIA DEI COSPIRATORI
STORIA DEL COMITATO DEI 300
Questa aperta cospirazione contro Dio e l'uomo include la schiavitù della maggior parte degli esseri umani...

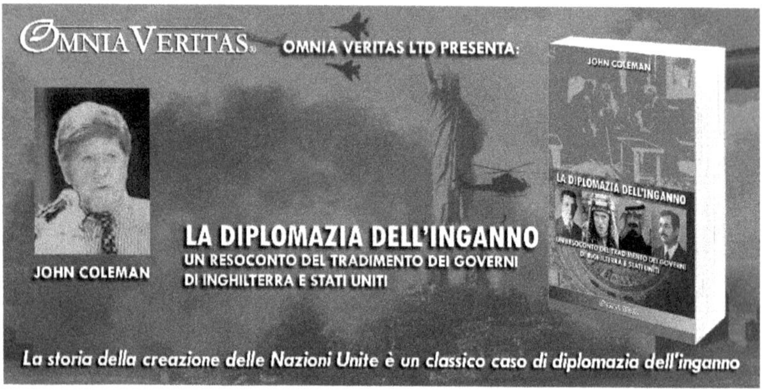
OMNIA VERITAS
OMNIA VERITAS LTD PRESENTA:
JOHN COLEMAN
LA DIPLOMAZIA DELL'INGANNO
UN RESOCONTO DEL TRADIMENTO DEI GOVERNI
DI INGHILTERRA E STATI UNITI
La storia della creazione delle Nazioni Unite è un classico caso di diplomazia dell'inganno

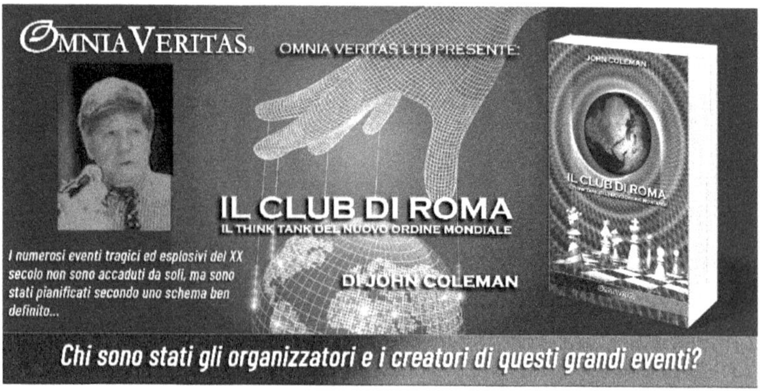
OMNIA VERITAS
OMNIA VERITAS LTD PRESENTE:
JOHN COLEMAN
IL CLUB DI ROMA
IL THINK TANK DEL NUOVO ORDINE MONDIALE
I numerosi eventi tragici ed esplosivi del XX secolo non sono accaduti da soli, ma sono stati pianificati secondo uno schema ben definito...
DI JOHN COLEMAN
Chi sono stati gli organizzatori e i creatori di questi grandi eventi?

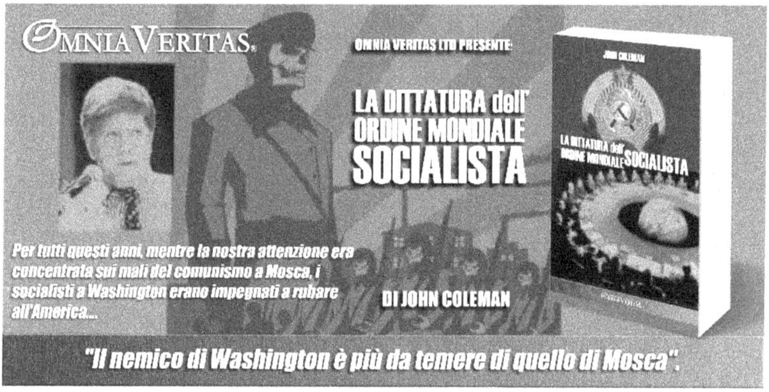
OMNIA VERITAS
OMNIA VERITAS LTD PRESENTE:
LA DITTATURA dell' ORDINE MONDIALE SOCIALISTA
Per tutti questi anni, mentre la nostra attenzione era concentrata sui mali del comunismo a Mosca, i socialisti a Washington erano impegnati a rubare all'America...
DI JOHN COLEMAN
"Il nemico di Washington è più da temere di quello di Mosca".

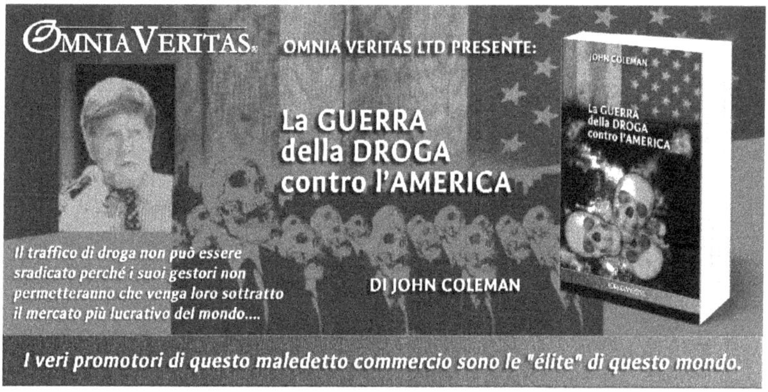
OMNIA VERITAS
OMNIA VERITAS LTD PRESENTE:
JOHN COLEMAN
La GUERRA della DROGA contro l'AMERICA
Il traffico di droga non può essere sradicato perché i suoi gestori non permetteranno che venga loro sottratto il mercato più lucrativo del mondo....
DI JOHN COLEMAN
I veri promotori di questo maledetto commercio sono le "élite" di questo mondo.

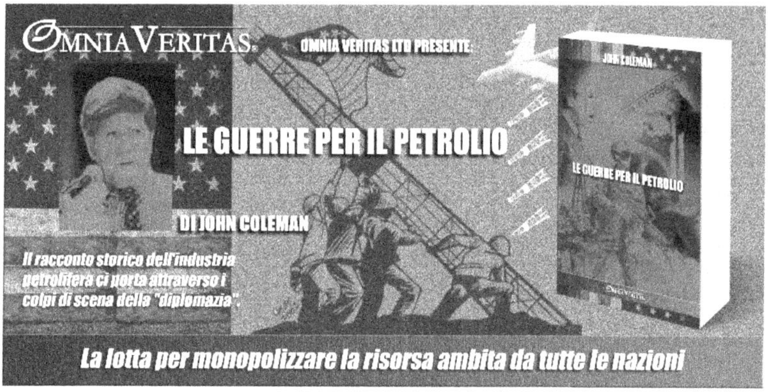
OMNIA VERITAS
OMNIA VERITAS LTD PRESENTE:
LE GUERRE PER IL PETROLIO
DI JOHN COLEMAN
Il racconto storico dell'industria petrolifera ci porta attraverso i colpi di scena della "diplomazia".
La lotta per monopolizzare la risorsa ambita da tutte le nazioni